U0294998

华西口腔医院医疗诊疗与操作常规系列丛书

口腔外科诊疗与操作常规

主　编　潘　剑　华成舸

副主编　高庆红　梁新华

编　　委（以姓氏笔画排序）

王　了　伍　俊　华成舸　刘　显　刘济远　吴云龙
张晓辉　周　懿　周京琳　郑晓辉　高庆红　梁新华
潘　剑

主编助理　刘　显

人民卫生出版社

图书在版编目（CIP）数据

口腔外科诊疗与操作常规 / 潘剑，华成舸主编. —
北京：人民卫生出版社，2018
（华西口腔医院医疗诊疗与操作常规系列丛书）
ISBN 978-7-117-27647-4

Ⅰ.①口… Ⅱ.①潘… ②华… Ⅲ.①口腔外科手术
- 技术操作规程 Ⅳ.①R782.05-65

中国版本图书馆 CIP 数据核字（2018）第 239958 号

人卫智网	**www.ipmph.com**	医学教育、学术、考试、健康，
		购书智慧智能综合服务平台
人卫官网	**www.pmph.com**	人卫官方资讯发布平台

口腔外科诊疗与操作常规

主　　编：潘　剑　华成舸
出版发行：人民卫生出版社（中继线 010-59780011）
地　　址：北京市朝阳区潘家园南里 19 号
邮　　编：100021
E - mail：pmph @ pmph.com
购书热线：010-59787592　010-59787584　010-65264830
印　　刷：北京铭成印刷有限公司
经　　销：新华书店
开　　本：710×1000　1/16　　**印张：**11
字　　数：186 千字
版　　次：2018 年 11 月第 1 版　2020 年 11 月第 1 版第 4 次印刷
标准书号：ISBN 978-7-117-27647-4
定　　价：40.00 元

打击盗版举报电话：010-59787491　E-mail：WQ @ pmph.com
（凡属印装质量问题请与本社市场营销中心联系退换）

总序

四川大学华西口腔医院始建于 1907 年,是中国第一个口腔专科医院。作为中国现代口腔医学的发源地,华西口腔为中国口腔医学的发展作出了杰出贡献,培养了一大批口腔医学大师巨匠、精英栋梁和实用人才。

百余年来,四川大学华西口腔医院坚持医疗立院、人才兴院、学术强院的发展思路,在临床诊疗、人才培养、科学研究、文化传承中不断创新发展,形成了华西特色的口腔临床诊疗规范和人才培养模式,具有科学性、指导性,易于基层推广。在多年的医疗工作、临床教学、对外交流、对口支援、精准帮扶工作中,深深地感到各层次的口腔医疗机构、口腔医务工作者、口腔医学生、口腔医学研究生、口腔规培医师,以及口腔医疗管理人员等迫切需要规范性和指导性的临床诊疗书籍。为此,四川大学华西口腔医院组成专家团队,集全院之力,精心准备,认真撰写,完成了这套诊疗与操作常规系列丛书。

《华西口腔医院医疗诊疗与操作常规》系列丛书共分 17 册,包括口腔医学所有临床学科专业。本系列丛书特点:①理论结合实际,既包括基础知识,又有现代高新技术;内容编排更贴近临床应用,深入浅出的理论分析,清晰的工作流程,明确的操作步骤;②体系完整,各分册既独立成书,又交叉协同,对临床上开展多学科会诊、多专业联动也有较强的指导性;③内容周详,重点突出,文笔流畅,既能作为教材系统学习,又能作为工具书查阅,还能作为临床管理工具运用,具有非常强的可阅读性和可操作性。

衷心感谢主编团队以及参与本系列丛书撰写的所有同仁们！感谢人民卫生出版社在出版方面给予的大力支持！感谢所有的读者！

谨以此书献给四川大学华西口腔医院 111 周年华诞！

《华西口腔医院医疗诊疗与操作常规》总主编

2018 年 9 月于华西坝

前言

近年来,随着学科发展和专业细化,口腔外科在很多医疗机构已经成为相对独立的临床科室,但名称不一而足,有延续原有称谓"口腔颌面外科门诊部"的,也有改称为"牙槽外科""齿槽外科"或"牙及牙槽外科"的。其临床业务主要负责口腔颌面外科相关疾病的门诊诊疗工作,包括外科疾病的初诊和复诊,门诊的治疗操作以拔牙和门诊小手术(如肿瘤活检、脓肿切开引流等),还包括脉管性疾病的保守治疗、颞下颌关节病的非手术治疗以及颌面部神经疾患的部分诊疗工作等,同时也承担着口腔各专科涉及外科的会诊和协同工作。

本书由在四川大学华西口腔医院口腔外科临床一线工作的专家学者与年轻医师共同撰写,涵盖了临床实际工作涉及的内容,分为口腔外科常见疾病诊疗常规、口腔外科操作常规、伴有系统性疾病患者口腔门诊处理常规和口腔颌面部罕见病的诊疗常规四章。本书在编写中参考了国内外的经典文献资料,简明扼要地介绍了口腔外科疾病的诊疗和操作常规,对与其他亚专业重复的内容,在本书中没有提及或者仅仅指出了参照阅读其他分册。本书适合口腔颌面外科医师、口腔全科医师、口腔专业学生与研究生阅读参考,希望能对从事口腔外科临床诊疗的工作者有一定的帮助。

在本书的编写和出版过程中,得到了人民卫生出版社的大力支持,在此特别感谢。本书虽然结合了四川大学华西口腔医院口腔外科多年的临床经验,但限于编者水平,肯定存在不足之处,希望业内专家和广大读者批评指正,以待再版时修缮。

潘 剑 华成舸

2018 年 6 月 成都

目录

第一章

口腔外科常见疾病诊疗常规

第一节 口腔外科炎症性疾病

一、智齿冠周炎

【概述】

智齿冠周炎（pericoronitis）是指智齿（第三磨牙）萌出不全或阻生时,牙冠周围软组织发生的炎症,多见于下颌第三磨牙。主要发生于18~30岁智齿萌出期。

【诊断要点】

1. 病史

（1）常为急性炎症表现,磨牙后区肿胀不适,进食时加重。

（2）有反复肿胀、疼痛史。

2. 临床表现

（1）口内可见智齿萌出不全或阻生,冠周组织红肿、触痛,盲袋内可见脓性分泌物。

（2）炎性肿胀可波及舌腭弓和咽侧壁伴有明显的张口受限。

（3）化脓性炎症局限后,可形成冠周脓肿,也可自行破溃。

（4）第二磨牙可有叩痛或龋坏。

（5）可伴有同侧下颌下淋巴结的肿大、压痛。

（6）炎症可直接蔓延或沿淋巴管扩散,引起邻近组织器官或筋膜间隙感染。

1）向磨牙后垫区扩散,形成骨膜下脓肿,在咬肌前缘与颊肌后缘的薄弱处,形成皮下脓肿,穿破皮肤形成面颊瘘。

2)沿下颌骨外斜线向前,相当于下颌第一磨牙颊侧黏膜的骨膜下形成脓肿或破溃成瘘。

3)沿下颌支外侧或内侧向后扩散,引起咬肌间隙、翼下颌间隙感染,或导致颊间隙、下颌下间隙、咽旁间隙、口底间隙发生感染。

3. 影像学检查

(1)全景片:帮助了解阻生牙的生长方向、位置;牙根的形态数目及牙周情况。

(2)CBCT:不仅可以了解阻生牙的情况,还可以了解与邻牙和毗邻血管神经的情况。

【鉴别诊断要点】

1. 下颌第一、第二磨牙急性牙髓炎、根尖周炎伴颊瘘形成。

(1)有牙痛病史,疼痛夜间加重病史,有进食冷热刺激痛病史。

(2)口腔检查可发现牙体有龋坏,颊侧瘘管等情况。

(3)影像学检查可见龋坏和根尖周阴影。

2. 第三磨牙区牙龈的恶性肿瘤

(1)有反复疼痛病史。

(2)影像学检查可见相应颌骨吸收破坏情况。

【治疗原则及方案】

1. 面颊部无明显肿胀,局部有分泌物　局部冲洗上药。

2. 面颊肿胀,局部肿胀有分泌物,张口轻度受限　局部冲洗上药,口服抗生素药物。

3. 全身症状明显,面颊部肿胀明显　局部冲洗上药,全身应用抗生素药物。

4. 待炎症控制后,择期拔除病灶牙。

(周京琳)

二、口腔颌面部间隙感染

(一)眶下间隙感染

【概述】

眶下间隙感染(infraorbital space infection)是指来源于眶下间隙的感染。眶下间隙位于面前部,眼眶下方,上颌骨前壁与面部表情肌之间。上界眶下缘,下界上颌牙槽突,内界鼻侧缘,外界颧骨,底为上颌骨前壁尖牙窝。内含眶下神经、血管、淋巴结,其中内眦静脉和面静脉与海绵窦相通。

【诊断要点】

1. 病因　感染常来源于上颌前牙与第一前磨牙的牙源性感染及鼻侧与上唇底部的化脓性感染。

2. 临床表现　局部肿胀、疼痛为主。

（1）眼睑、眶下区的肿胀,皮肤发红,睑裂变窄,鼻唇沟变浅。

（2）眶下区可触及波动感,口腔前庭沟可扪及波动感。

（3）从肿胀明显的前庭处进针,穿刺回抽可见脓性分泌物。

3. 并发症　眶下间隙感染可向眶内扩散成眶周蜂窝织炎,向颞颊部扩散形成颜面部弥散性蜂窝织炎,向颅内扩散并发海绵窦血栓性静脉炎。

【治疗原则及方案】

1. 脓肿形成后则行脓肿切开引流术　按低位引流原则在口内上颌尖牙及前磨牙唇侧口腔前庭黏膜转折处做切口,横行切开黏骨膜达骨面,向尖牙窝方向分离脓肿,使脓液充分引流。

2. 脓液送细菌培养,针对性的使用抗生素治疗,必要时联合使用抗生素及全身支持治疗。

3. 积极治疗原发病灶。

（二）颊间隙感染

【概述】

颊间隙感染(buccal space infection)是指来源于颊间隙的感染。颊间隙位于颊部皮肤与颊黏膜之间,颊肌所在部位。上界颧骨与颧弓下缘,下界为下颌骨外侧缘,前内界是由颧骨下缘经口角至下颌骨下缘的连线,后侧外界浅面相当于咬肌前缘,深面为下颌升支前缘及翼下颌韧带。内含面动脉、面静脉、表情肌、颊肌和颊脂垫,以颊肌为界,可分为皮肤与颊肌之间的颊浅间隙,以及颊肌与黏膜之间的颊深间隙。

【诊断要点】

1. 病因　多由上、下颌磨牙的根尖周脓肿和阻生智齿冠周炎感染直接扩散引起,其次为颊淋巴结炎的感染导致,亦可由颊部皮肤损伤、颊黏膜溃疡继发感染所致。

2. 临床表现

（1）颊部肿胀,皮肤发红,局部压痛。

（2）口内颊部及前庭沟肿胀。

（3）面颊部肿胀区可扪及波动感，于肿胀最明显处穿刺回抽可见脓液。

（4）可伴轻度张口受限。

3. 并发症　颊间隙感染可导致相邻的眶下间隙和咬肌间隙感染，侵及颊脂垫时，则发展迅速并可扩散至翼下颌间隙、翼腭窝、下颌下区等部位。

【治疗原则及方案】

1. 脓肿形成后则行脓肿切开引流术，应按照脓肿部位决定切开引流的手术部位。口内切口应在脓肿低位，即口腔前庭、下颌龈颊沟之上切开；颊部皮下脓肿可在脓肿浅表皮肤沿皮肤皱褶线切开；广泛颊间隙感染则从下颌骨下缘以下 1~2cm 做平行于下颌骨下缘的切口，向上潜行钝分离进入脓腔，使脓液充分引流。

2. 脓液送细菌培养，针对性的使用抗生素治疗，必要时联合使用抗生素及全身支持治疗。

3. 积极治疗原发病灶。

（三）颞间隙感染

【概述】

颞间隙感染（temporal space infection）是指来源于颞间隙的感染。颞间隙位于颧弓上方的颞区，分为颞肌与颞骨骨面之间的颞深间隙和颞肌与皮肤浅筋膜之间的颞浅间隙。与颞下间隙、咬肌间隙、翼下颌间隙、颊间隙相通。

【诊断要点】

1. 病因　常由邻近间隙扩散、耳源性感染（中耳炎、乳突炎等）、颞部软组织损伤和皮肤的炎症所致。

2. 临床表现

（1）颞部压痛。

（2）凹陷性水肿。

（3）颞浅间隙脓肿可触及波动感。

（4）颞深间隙穿刺有脓。

3. 并发症　颞间隙感染可引起颞骨边缘性骨髓炎，并进一步导致颅内感染，亦可向周围间隙扩散。

【治疗原则及方案】

1. 脓肿形成后则行切开引流术，可根据脓肿的深浅、大小而设计切口。

浅部脓肿可在颞部发际内做单个皮肤切口；深部可做两个以上与颞肌纤维方向一致的直切口；怀疑有颞骨边缘性骨髓炎时，可沿颞肌附着做弧形皮肤切口，由骨面翻起颞肌，使颞鳞部完全敞开引流；待切开引流后，如肿胀不消、脓液不减，确认已经发生骨髓炎时，应积极行死骨及病灶清除术，以免发生颅内感染。

2. 送细菌培养，针对性的使用抗生素治疗，必要时联合使用抗生素及全身支持治疗。

3. 积极治疗原发病灶。

（四）颞下间隙感染

【概述】

颞下间隙感染（infratemporal space infection）是指来源于颞下间隙的感染。颞下间隙位于颅中窝底。前达上颌结节及颧突后缘，后至茎突及茎突诸肌，内界为翼突外板，下界为下颌支上份及颧弓，上方为蝶骨大翼的颞下面及颞下嵴，下方借翼外肌与翼下颌间隙分界。该间隙可与颞间隙、翼下颌间隙、咽旁间隙、颊间隙、翼腭间隙等相通，还可借眶下裂、卵圆孔和棘孔与眶内、颅内相连，借翼丛与海绵窦相通。颞下间隙处于颌周间隙的中心位置，与颞间隙、翼下颌间隙等无解剖结构分隔。

【诊断要点】

1. 病因　常从相邻间隙的感染扩散而来，也可因上牙槽后神经阻滞麻醉带入感染，或由上颌磨牙的根尖周感染或拔牙后感染引起。

2. 临床表现

（1）肿胀常不明显，颧弓上下、下颌升支后方深压痛。

（2）明显张口受限。

（3）上颌结节外侧、颧弓下缘、下颌切迹处可穿刺出脓液。

【治疗原则及方案】

1. 积极应用大剂量抗生素治疗，若症状缓解不明显，经口内或口外途径穿刺有脓时，应及时切开引流术。口内应在上颌结节外侧口腔前庭黏膜转折处切开；口外应沿下颌角下做弧形切口。若伴有相邻间隙感染，原则应与相应间隙贯通一并引流。

2. 脓液送细菌培养，针对性的使用抗生素治疗，必要时联合使用抗生素及全身支持治疗。

3. 积极治疗原发病灶。

（五）咬肌间隙感染

【概述】

咬肌间隙感染（masseteric space infection）是指来源于咬肌间隙的感染。咬肌间隙位于咬肌与下颌升支外侧骨壁之间。前达咬肌前缘，后至下颌升支后缘，上方为颧弓下缘，下方为咬肌于下颌骨之附着部分。该间隙通过颊脂垫、咬肌神经血管与颊间隙、翼下颌间隙、颞间隙以及颞下间隙通连。

【诊断要点】

1. 病因　常为牙源性感染所致，有牙痛病史，如下颌智齿冠周炎、牙槽脓肿；亦可因相邻间隙感染扩散所致；偶有因化脓性腮腺炎波及所致。

2. 临床表现

（1）咬肌区红肿明显，以下颌角为中心，压痛显著。

（2）严重张口受限或牙关紧闭。

（3）不易扪及波动感，但局部可有凹陷性水肿。

（4）咬肌区可穿刺出脓液。

【鉴别诊断要点】

1. 急性化脓性腮腺炎　肿胀以耳垂为中心，张口受限不明显，腮腺导管口可见脓性分泌物。

2. 流行性腮腺炎　多见于5~7岁学龄期患儿，有传染接触史，常双侧腮腺同时或先后发生，一般一次感染后可终身免疫。肿胀以耳垂为中心，腮腺导管口分泌物可清亮无脓液，检验结果见血清淀粉酶和尿中淀粉酶均有升高。

【治疗原则及方案】

1. 脓肿形成后则行脓肿切开引流术。脓肿切开引流可有口内切口和口外切口两种途径：口内切口可从翼下颌皱襞稍外侧切开；口外切口则从下颌支后缘绕过下颌角，距下颌下缘2cm处切开。

2. 脓液送细菌培养，针对性的使用抗生素治疗，必要时联合使用抗生素及全身支持治疗。

3. 积极治疗原发病灶。

（六）翼下颌间隙感染

【概述】

翼下颌间隙感染（pterygomandibular space infection）是指来源于翼下颌间

隙的感染。翼下颌间隙位于下颌骨内侧面与翼内肌外侧面之间。上界翼外肌下缘,下界翼内肌下颌角内侧附着,前界颞肌及下颌升支前缘,后界下颌支后缘,内界翼内肌,外界下颌升支内侧。内有下牙槽神经、舌神经、下牙槽动静脉,位于口腔颌面部间隙中心位置。

【诊断要点】

1. 病因　常为牙源性感染所致,即下颌智齿冠周炎及下颌磨牙根尖周炎扩散所致;此外,医源性感染或邻近间隙感染均可波及。

2. 临床表现

(1)可有疼痛耳颞部放射,下颌角内侧可压痛。

(2)张口明显受限。

(3)翼下颌皱襞处黏膜水肿明显,面部肿胀可不明显。

(4)翼下颌皱襞内侧压痛。

3. 并发症　翼下颌间隙感染,解剖特点是其位置深在,感染较难早期发现;常发生颞下间隙、颞间隙、咽旁间隙、颊间隙、下颌下间隙等多间隙感染,甚至波及颅底导致严重并发症。

【治疗原则及方案】

1. 脓肿形成后则行脓肿切开引流术。脓肿的切开引流可从口内或口外进行,口内切开因张口受限的影响,较少采用,而口外途径具有易于暴露间隙及姿势引流的优点。口内切口在下颌支前缘稍内侧,即翼下颌皱襞稍外侧;口外切口与咬肌间隙切口类似,从下颌支后缘绕过下颌角,距下颌下缘 2cm 处切开。

2. 脓液送细菌培养,针对性的使用抗生素治疗,必要时联合使用抗生素及全身支持治疗。

3. 积极治疗原发病灶。

(七)舌下间隙感染

【概述】

舌下间隙感染(sublingual space infection)是指来源于舌下间隙的感染。舌下间隙位于舌和口底黏膜之下,下颌舌骨肌及舌骨舌肌之上,前部及两侧为下颌体的内侧面,后部止于舌根,左右连通为一个马蹄形间隙。该间隙与咽旁间隙、翼下颌间隙、下颌下间隙相连。

【诊断要点】

1. 病因　可为牙源性、创伤性感染所致,也可由下颌下腺或舌下腺的炎症扩散所致。

2. 临床表现

（1）一侧或双侧的口底肿胀、充血、疼痛，可伴有舌体抬高，甚至影响呼吸。

（2）肿胀区可扪及波动感。

（3）可穿刺出脓液。

【鉴别诊断要点】

1. 唾液腺结石　临床上常称为涎石，病程可长达数十年，反复发作，与进食关系密切，X 线检查可见高密度影。

2. 舌下腺囊肿　肿胀表面呈浅蓝紫色，扪之柔软有波动感，囊肿常位于口底一侧，有时可以扩展至对侧，并可穿刺抽出蛋清样黏稠液体。

【治疗原则及方案】

1. 脓肿形成后则行脓肿切开引流术。一般在口底肿胀最明显处，与下颌体平行切开黏膜，注意保护舌神经、舌动脉、下颌下腺导管。若下颌下间隙被波及，则取口外下颌下区做切开引流。

2. 脓液送细菌培养，针对性的使用抗生素治疗，必要时联合使用抗生素及全身支持治疗。

3. 积极治疗原发病灶。

（八）咽旁间隙感染

【概述】

咽旁间隙感染（parapharyngeal space infection）是指来源于咽旁间隙的感染。咽旁间隙位于咽腔侧方，咽上缩肌、翼内肌和腮腺深叶之间。上界为颅底，下界止于舌骨平面，前界为翼下颌韧带和下颌下腺上缘，后界为椎前筋膜。

【诊断要点】

1. 病因　多为牙源性感染所致，以下颌智齿冠周炎扩散所致最常见。亦可由周围间隙感染扩散或腮腺、耳源性、颈深上淋巴结等腺源性感染所致。

2. 临床表现

（1）咽侧壁红肿，可波及整个腭咽部，面部肿胀可不明显。

（2）可有吞咽疼痛，张口受限。

（3）可穿刺出脓液。

3. 并发症　咽旁间隙感染可累及相邻的翼下颌间隙、颞下间隙、舌下间隙、下颌下间隙和咽后间隙,并可向下扩散至纵隔,向上扩散至颅底。

【鉴别诊断要点】

纵隔感染　可有胸痛,呼吸困难,常伴有明显全身中毒症状,胸部 X 线可查见纵隔影增宽,CT 检查可提示纵隔及心包内有脓肿形成。

【治疗原则及方案】

1. 脓肿形成后则行脓肿切开引流术。分为口内切开和口外切开法:口内法,可在翼下颌皱襞内侧,纵行切开;口外法,以患侧下颌角为中心,距下颌骨下缘 2cm,做长约 5cm 的弧形切口。口外途径不易接近脓腔,操作要求高,除非严重牙关禁闭,一般均选用口内切口。

2. 脓液细菌培养,联合应用抗生素;全身支持治疗。

3. 积极治疗原发病灶。

（九）下颌下间隙感染

【概述】

下颌下间隙感染(submandibular space infection)是指来源于下颌下间隙的感染。下颌下间隙位于下颌下三角内,上界为下颌下缘,前下界为二腹肌前腹,后下界为二腹肌后腹与茎突舌骨肌,底为下颌舌骨肌、舌骨舌肌。内有面动脉、面静脉、下颌下腺、淋巴结及脂肪等组织结构。该间隙可与舌下间隙、翼下颌间隙、咽旁间隙以及颏下间隙通连。

【诊断要点】

1. 病因　多为牙源性感染(第三磨牙冠周炎、下颌磨牙根尖感染)所致。儿童常为腺源性感染所致。

2. 临床表现

（1）下颌下区肿胀,可波及面部及颈部,下颌下缘轮廓消失。

（2）凹陷性水肿明显,脓肿形成时可出现波动感。

3. 并发症　下颌下间隙感染可扩散形成口底多间隙感染。

【鉴别诊断要点】

1. 化脓性淋巴结炎　病史较长,早期可有淋巴结肿大、变硬和压痛,随病变进展,淋巴结周围可出现蜂窝织炎,局部疼痛加剧,淋巴结包膜化脓溶解破溃后,侵及周围软组织则出现炎性浸润块,此时,淋巴结与周围组织粘连,不能移动。

2. 潴留性下颌下腺炎　病史明确,常伴有涎石,腺体呈结节性硬块,导管口可有脓性分泌物溢出。

【治疗原则及方案】

1. 脓肿形成后则行脓肿切开引流术。下颌下间隙切开引流,一般在下颌骨体部下缘以下 2cm 做与下颌骨下缘平行切口。

2. 脓液细菌培养,联合应用抗生素;全身支持治疗。

3. 积极治疗原发病灶。

（十）颏下间隙感染

【概述】

颏下间隙感染（submental space infection）是指来源于颏下间隙的感染。颏下间隙位于舌骨上区、颏下三角区,与舌下间隙、下颌下间隙通连。

【诊断要点】

1. 病因 常由面下份腺源性感染所致。

2. 临床表现

（1）病情进展缓慢,颏下区充血、发红,可有压痛。

（2）脓肿形成后,扣压有凹陷性水肿及波动感。

3. 并发症 颏下间隙感染易相互扩散形成口底蜂窝织炎。

【治疗原则及方案】

1. 脓肿形成后则行脓肿切开引流术。脓肿形成后,可在颏下肿胀最突出处做横向皮肤切口,分开颈阔肌达颏下间隙,建立引流。

2. 脓液细菌培养,联合应用抗生素;全身支持治疗。

3. 积极治疗原发病灶。

（十一）口底多间隙感染

【概述】

口底多间隙感染,又称口底蜂窝织炎（cellulitis of the floor of the mouth）,包括双侧下颌下间隙、双侧舌下间隙及颏下间隙。

【诊断要点】

1. 病因 多来自于牙源性感染（下颌牙根尖周炎、第三磨牙冠周炎）和腺源性感染（下颌下、颏下淋巴结,咽扁桃体炎等）所致。也可由口炎、颌骨、口咽部软组织损伤感染直接蔓延所致。主要致病菌可为金黄色葡萄球菌为主的化脓性感染;也可为厌氧菌或腐败坏死性细菌为主的腐败坏死性感染,其中腐败坏死性口底蜂窝织炎又称为路德维希咽峡炎（Ludwig's angina）。

2. 临床表现

（1）全身症状明显,高热、寒战、食欲缺乏。腐败坏死性感染全身中毒症状明显,体温可不高,呼吸浅促,脉数弱,严重时可休克。

（2）化脓性感染:病变初期多在一侧下颌下或舌下间隙,局部与下颌下或舌下间隙感染相似。炎症扩散可至整个口底,肿胀范围广泛、弥散,下颌下缘消失。口底肿胀,舌抬高或伸舌,影响语言、吞咽功能。

（3）腐败坏死性感染:口底、面颈部广泛性水肿,剧痛;皮肤紧张红肿,压痛,可触及捻发音。口底肿胀,舌抬高,呼吸困难甚至窒息。张口严重受限或者牙关紧闭。

3. 并发症 口底多间隙感染可导致败血症、纵隔感染。

【治疗原则及方案】

1. 做好呼吸道管理,为保证呼吸道通畅,及时切开引流以减少压迫症状,必要时做气管切开。

2. 脓液细菌培养;全身抗感染、抗休克和支持治疗。

3. 积极治疗原发病灶。

（周 懿）

三、颌骨骨髓炎

颌骨骨髓炎（osteomyelitis of the jaws）系指由病原微生物感染或理化因素,使骨膜、骨密质和骨髓以及骨髓腔内的血管、神经等骨组织成分发生的炎症。根据临床病理特点和致病因素可分为感染性颌骨骨髓炎和坏死性颌骨骨髓炎两类。颌骨骨髓炎分类见表 1-1-1。

表 1-1-1 颌骨骨髓炎的分类

感染性颌骨骨髓炎	化脓性颌骨骨髓炎	中央性颌骨骨髓炎	急性中央性颌骨骨髓炎
			慢性中央性颌骨骨髓炎
		边缘性颌骨骨髓炎	急性边缘性颌骨骨髓炎
			慢性边缘性颌骨骨髓炎 增生型
			溶解破坏型
		新生儿颌骨骨髓炎	
	特异性颌骨骨髓炎	颌骨结核	
		梅毒性颌骨骨髓炎	
		颌骨放线菌病	

续表

	放射性颌骨坏死	放射性颌骨坏死
坏死性颌骨骨髓炎	化学性颌骨坏死	砷中毒颌骨坏死
	代谢性颌骨坏死	黄磷中毒性颌骨坏死
		双磷酸盐相关颌骨坏死
		皮质激素相关颌骨坏死

（一）化脓性颌骨骨髓炎

【概述】

化脓性颌骨骨髓炎（pyogenic osteomyelitis of jaws）是指由化脓性细菌感染导致的骨髓炎,约占各类型颌骨骨髓炎的90%以上。多发生于青壮年,主要发生于下颌骨。多由牙源性感染引起,最常见的病原菌是金黄色葡萄球菌,其次是溶血性链球菌、肺炎双球菌、大肠杆菌、变形杆菌等。新生儿颌骨骨髓炎是其中一种特殊类型,多见于上颌骨。

【诊断要点】

1. 病史　患者常有牙及牙周组织炎症病史。中央性颌骨骨髓炎最常见的是根尖周炎;边缘性骨髓炎常继发于颌周间隙感染。颌骨内的囊肿继发感染、骨折后伤口污染严重也可导致骨髓炎。新生儿颌骨骨髓炎多有新生儿肺炎或脐带感染史,也有继发于腭部黏膜损伤者。

2. 临床表现

（1）骨髓炎急性期有高热寒战、局部剧烈跳痛、面颊肿胀。中央性颌骨骨髓炎有病区牙松动、疼痛,牙龈充血肿胀、龈沟溢脓,后期有下唇麻木等症状;边缘性颌骨骨髓炎常伴有间隙感染症状。

（2）骨髓炎慢性期全身症状轻,呈慢性消耗病容、局部肿胀、充血,窦道形成、牙松动,下唇麻木等症状。后期可有死骨形成。

（3）中央性颌骨骨髓炎多发于下颌骨体,死骨分离较慢,约在发病后3~4周分离。若波及范围大,形成死骨较大,则需5~6周才能分离。

（4）边缘性颌骨骨髓炎多发于下颌支和颞骨鳞部,形成死骨体量较小,一般在发病后2~4周死骨即已分离。

（5）新生儿颌骨骨髓炎多位于上颌骨,形成死骨较早、较小,并可伴有牙胚坏死。病变常突破口腔黏膜或眶下皮肤形成瘘管,一旦形成瘘管,全身情况常趋稳定。

（6）局限性颌骨骨髓炎死骨常局限于原有骨纤维病变（如根尖周牙骨质结构不良）部位，初起以牙痛为主诉，局部以疼痛为主，症状相对轻微，以下颌骨多见。

（7）辅助检查

1）实验室检查：血常规检查可见白细胞计数升高、中性粒细胞比例升高、核左移等。

2）影像学检查：病变后期，全景片、CT 检查可见死骨，边缘性颌骨骨髓炎死骨常较少，但可见骨膜反应。

【鉴别诊断要点】

1. 中央性颌骨癌　常首先表现为包块、牙松动和下唇麻木，疼痛出现较晚。

2. 化脓性腮腺炎　有腮腺导管口溢脓，常无明显张口受限。

3. 上颌骨和上颌窦的恶性肿瘤　肿块出现较早，早期可有鼻出血、复视、张口受限等症状，疼痛出现较晚，且为钝痛。

【治疗原则及方案】

1. 注意全身情况，及时对症处理。

2. 全身使用有效抗生素。

3. 切开引流　间隙感染应及时引流并同期探查骨面，术中取脓液做细菌培养及药敏试验。中央性颌骨骨髓炎必要时可拔除患区松动牙。

4. 死骨摘除　有死骨形成者择期摘除死骨。

（1）中央性化脓性颌骨骨髓炎在死骨形成并分离后即可行死骨摘除术。

（2）边缘性颌骨骨髓炎死骨摘除可适当提前。

（3）新生儿颌骨骨髓炎以局部冲洗为主，冲洗时发现有完全游离松动的死骨可摘除。

5. 术后可配合理疗（远红外线和超短波照射），以加速创口愈合，改善局部血运及张口度。

（二）放射性颌骨坏死

【概述】

放射性颌骨坏死（radioactive osteonecrosis of jaw）又称放射性颌骨骨髓炎，是由于头颈部恶性肿瘤放射治疗导致颌骨营养血管闭塞和骨细胞坏死，导致颌骨坏死，在此基础上由于牙源性感染而发生。

【诊断要点】

1. 病史　患者有头颈部恶性肿瘤放射治疗史。常继发于牙源性感染、损伤或手术后。放射性颌骨骨髓炎可在放射治疗后数月至 10 余年内发生。

2. 临床表现

（1）病程发展缓慢，可迁延数月至数年。

（2）患者常表现慢性消耗性病容，体型消瘦、营养不良及贫血。

（3）颌骨持续性针刺样剧痛，可出现明显的张口受限甚至牙关紧闭。

（4）口腔及颌面部脂肪、肌肉等软组织萎缩，皮肤变薄、变脆、色素沉着。

（5）暴露的颌骨呈黑灰色或黑褐色，可伴长期溢脓，经久不愈。

（6）死骨分离缓慢，X 线片及术中可见死骨与正常骨界限不清。

【鉴别诊断要点】

1. 双磷酸盐相关颌骨坏死　见于因恶性骨肿瘤（包括骨转移瘤）、Paget 病、高钙血症、骨质疏松而使用双磷酸盐的患者，其死骨呈灰黄色，疼痛较放射性颌骨骨髓炎者为轻。死骨范围一般较小，上下颌骨均可发生。

2. 肿瘤复发　肿瘤复发者除了局部的溃烂外，伤口处还有新生物，并不断长大。

【治疗原则及方案】

放射性颌骨坏死一旦发生，治疗周期较长、效果不佳，故临床中应以预防为主，放疗实施前应常规对可能在放疗后引起感染的病灶牙进行处理，其效果远好于放疗后或已出现骨坏死或骨髓炎后再进行治疗。

1. 放疗前准备　放疗前应常规行牙周洁治，改善口腔卫生状况。对可能引起感染的龋齿、牙周病的牙要进行治疗，对无法治愈的病牙则予拔除。

2. 放疗中处置　放疗中和放疗后主要是预防猛性龋，放疗中可局部应用氟化物效果。

3. 放疗后的口腔科疾病治疗　放疗结束后 1 个月内颌骨血供尚未完全丧失，这一时期可进行必要的拔牙等治疗。放疗后一旦发生牙源性炎症，且必须进行手术或拔牙时，应尽量微创；术前对术区进行充分准备，严格消毒和无菌操作，术前术后均应使用有效的抗生素。由于颌骨缺乏血供，即使采取上述措施，也很难避免不发生感染，因此知情告知必须充分。

4. 全身营养支持　放射性颌骨骨髓炎患者营养状况不佳，应针对性制订营养方案。必要时可配合高压氧舱治疗。

5. 局部治疗　放射性骨坏死或骨髓炎初期，对引流不畅的脓腔可予适当扩大，以尽快控制急性感染，日常可用 1% 过氧化氢液进行冲洗或含漱。对已露出的死骨，可用骨钳分次逐步咬除，以减轻对局部软组织的刺激。

6. 死骨切除的时机　在有充分的缺损修复方案支持下,可在急性炎症控制后,早期施行死骨切除术,以达到预防病变扩大、终止病程的效果。口腔黏膜与皮肤被放射线累及部分,根据局部具体条件,在切除颌骨同时也可一并切除,以免术后创口不愈合。遗留的组织缺损,可采用带蒂或游离血管蒂的复合组织瓣整复。

(三)双磷酸盐相关颌骨坏死

双磷酸盐相关颌骨坏死(bisphosphonate-related osteonecrosis of the jaw)是指患者使用双磷酸盐类药物后,出现的颌骨坏死及继发感染等一系列病症。双磷酸盐可影响破骨细胞和骨细胞的功能,干扰正常骨质的钙磷代谢,使颌骨抗感染能力和修复能力下降。

【诊断要点】

1. 病史　有双磷酸盐使用病史。最多见的是使用双磷酸盐药物 7~8 年后发病,但国内已经发现有用药后 3~4 年即发病者。

(1)相关疾病:常见的可能使用双磷酸盐的疾病有骨髓瘤、骨转移瘤、Paget 病、高钙血症和骨质疏松等。

(2)使用药物:双磷酸盐分两类,即含氮类和非含氮类;含氮类药物更容易导致颌骨坏死。静脉使用比口服和肌注患者发病率高。

(3)诱发因素:最常见的诱发因素是口腔的手术和创伤,但部分患者由于口腔清洁状况极差,牙周炎和根尖周炎也可导致骨坏死。

2. 临床表现

(1)因根尖周炎、牙周炎或口腔手术或创伤后,局部形成感染,经超过 6~8 周以上的局部治疗和抗菌药物治疗,仍无法愈合。局部疼痛程度轻重不一。

(2)全口牙有不同程度牙周袋形成,部分区域牙周红肿。坏死、暴露的颌骨呈灰黄色,周围黏膜充血。

3. 辅助检查　X 线片可见多数牙牙周膜增宽、牙槽骨吸收破坏和死骨形成。局部骨质破坏呈密度减低影,初期坏死骨质分界不清,待死骨分离后可见清晰的周界。

【鉴别诊断要点】

1. 放射性颌骨坏死　有头颈部的放射治疗史。坏死颌骨范围更大,颜色多为黑褐色,疼痛更为剧烈。

2. 砷中毒颌骨坏死　有使用砷失活剂的治疗史,X 线片表现为从患牙牙槽窝开始的垂直性的骨质吸收破坏,病情呈渐进性。

3. 黄磷中毒　与双磷酸盐相关颌骨坏死极为相似,主要鉴别点是患者有职业暴露史,如在磷矿和磷化工企业工作的经历。

【治疗原则及方案】

双磷酸盐相关颌骨坏死应以预防为主。治疗主要是对症治疗和控制病变范围的扩大。

1. 临床中需要使用双磷酸盐的患者,应在治疗开始前积极处理口内的病灶牙,去除易感因素。治疗中和治疗后亦应注意维护口内清洁卫生。

2. 已经使用双磷酸盐的患者,在口腔治疗中应谨慎手术,尽量减小侵袭性操作。若必须实施,则应在术前完善预防感染方案。

3. 一旦发生骨坏死,应先予保守,局部每日可用 1%~3% 过氧化氢液和生理盐水交替冲洗,漱口液建议用复方氯己定漱口液。对于已经游离松动的死骨块可及时予以清理。

4. 若仍在使用双磷酸盐,应咨询开具药物的专科医师,考虑停药或换药的可能性。

5. 若死骨块较大,基本游离后应行死骨清理术。手术范围可适当保守,以免造成过大的骨质缺损。

四、口腔颌面部结核

(一)淋巴结结核

淋巴结结核(tuberculosis of lymph node)是指因结核杆菌经淋巴引流聚集于淋巴结后发生的结核病。颈部淋巴结是最好发的区域,而淋巴结结核也是面颈部结核病的最常见类型,占 80% 以上。患者多系青壮年,女性多于男性,尤以哺乳期妇女多发。病原菌多由穿髓龋洞、牙周袋、口腔创口或溃疡、扁桃体的微小创口等侵入,汇聚在区域淋巴结而发病,但侵入部位常无结核病变表现。

【诊断要点】

1. 病史　多数患者无其他部位结核病史,少数可有肺或支气管结核病史。

2. 临床表现

(1)多以颈部一侧或双侧、单发或多发的无痛性、缓慢长大的肿块就诊。检查可扪及大小不等、光滑、质中、无痛肿大的淋巴结。伴有其他部位结核病变者症状常较明显。

（2）全身症状多不明显，但患者常有体质虚弱、营养不良或贫血史。偶有盗汗、午后潮热、食欲缺乏、消瘦等表现。

（3）角淋巴结和下颌下淋巴结为好发部位，但常被疑为慢性淋巴结炎而不易引起注意。颈后三角淋巴结较为表浅，且其他疾病较少累及，故常为首发症状。

（4）初起，肿大淋巴结多相互分离、边界清楚，可移动，成串分布；随着病变进展，或伴上呼吸道感染后，淋巴结进一步肿大并相互粘连、融合成团，并与周围组织或皮肤粘连，形成不易移动的质地中等的结节性肿块。

（5）未及时治疗者，淋巴结中心可发生干酪样坏死、组织溶解液化，淋巴结变软，出现波动，形成结核性冷脓肿。脓肿侵及浅表皮肤，使表面皮肤充血，色泽暗红，有凹陷性水肿，脓肿自行溃破或经切开引流后，有稀薄脓液流出，内含豆渣样或败絮样物。窦口经久不愈，肉芽苍白，窦道口周围皮肤呈暗红色，皮下常有潜行窦道。

（6）长期病变局部皮肤可出现萎缩，失去弹性，愈后常遗留较大范围的瘢痕。

（7）颈部结核性淋巴结炎可合并化脓性细菌感染，而出现急性化脓性炎症的表现。淋巴结迅速肿大、疼痛明显，局部皮肤可有发红、发热表现，全身可有发热等中毒症状。

3. 辅助检查

（1）中晚期和全身症状明显者，血常规检查可见贫血、血沉加快、白细胞计数可不高，但淋巴细胞比率常升高；伴有化脓性细菌感染者可查见白细胞计数升高。

（2）结核菌素皮内试验（OT试验）阳性有诊断意义，但其敏感性不足，假阴性率较高。结核菌素纯蛋白衍生物（PPD）诊断准确率较高（74%~95%）。

（3）B超检查对中心坏死液化并伴有钙化灶的淋巴结结核有一定诊断价值，但一般情况下与淋巴结炎、囊肿、良性肿瘤不易鉴别。

（4）穿刺细胞学检查结合抗酸染色，诊断符合率可达85%以上，敏感性高。较小的淋巴结可行淋巴结切除活检。

【鉴别诊断要点】

1. 慢性淋巴结炎　早期颈淋巴结结核与慢性淋巴结炎不易鉴别，可予密切观察，同时配合血常规和血沉动态检测。

2. 恶性淋巴瘤　对体积增大、融合而未发生干酪样坏死的结核淋巴结群,需与恶性淋巴瘤相鉴别。恶性淋巴瘤淋巴结肿大、融合速度较快、质韧,常有全身多处淋巴结肿大并伴有肝、脾大;而结核性淋巴结肿大质地中等偏硬、无压痛。

3. 淋巴结转移癌　转移癌常由单个淋巴结持续性长大而来,而非多个淋巴结融合,怀疑转移癌者还应常规检查鼻咽、口腔、喉和甲状腺等部位,以了解原发灶的部位。

4. 腮腺肿瘤　发生在腮腺区的结核性淋巴结炎,尚需与腮腺区肿瘤相鉴别,临床中可误诊为多形性腺瘤或沃辛瘤,后者病史较长、增长缓慢,鉴别困难者可行穿刺细胞学检查。

【治疗原则及方案】

结核一旦确诊,无论是否有全身其他结核病灶,均应首先给予全身抗结核治疗,病员应加强营养,适度休息。局部视病情决定是否予以处理。淋巴结结核一般无传染性,故无需隔离。

1. 抗结核治疗　长期以来行之有效的一线药物包括异烟肼、利福平、链霉素和乙胺丁醇等。为防止耐药,主张联合用药及较长期足量用药原则,常以2~3种药物合用,坚持足量 6 个月以上的用药周期。

2. 局部治疗　淋巴结结核已形成脓肿或破溃形成窦道者,在全身抗结核治疗的基础上多需配合适当的局部处理。

（1）闭式引流:淋巴结内已液化形成脓肿者,可行闭式引流,由正常皮肤处穿刺,尽量抽尽脓液后,用异烟肼 100mg 或链霉素 0.5g 注射液,注入淋巴结的包膜及脓腔内,每周 2~3 次,直至淋巴结缩小、无坏死物为止,再继续全身用药 3~6 个月。

（2）局部换药:淋巴结结核已溃破形成窦道而无严重继发感染者,可予刮治,细心地将结核病变组织刮除,用链霉素或异烟肼溶液冲洗窦道,并用浸有以上药液的纱条填塞创道,伤口不缝合,每日换药至窦道封闭后,继续全身用药 3~6 个月。

（3）手术治疗:淋巴结结核经久不愈者可予手术清除病灶以缩短疗程。对淋巴结体积大、数目多、尚无明显液化、与周围组织及皮肤无粘连、可移动的结核性淋巴结炎,药物治疗常需冗长疗程,且疗效不满意,应考虑手术摘除,以迅速彻底消除病灶。术中需防止损伤淋巴结包膜,避免因破溃脓液污染创面,影响伤口愈合。切口可严密缝合。

（4）结核导致软硬组织缺损和畸形的修复或整形手术,原则上应在结核病变已控制半年以上再进行。

（二）颌面骨结核

颌面骨结核(tuberculosis of maxillofacial bone)是指发生在颌面部骨的结核病。颌面骨结核发病率低,儿童及青少年多见。除血源性感染外,颌骨结核还可继发于口腔结核性溃疡。

【诊断要点】

1. 病史　患者可有身体其他部位的结核病病史,但鲜有明确的活动性病灶。

2. 临床表现

（1）好发部位在局部负荷大、易于遭受慢性劳损的肌附着处,最常见的是下颌角部和上颌骨与颧骨结合部。

（2）常为无明显自觉症状的进行性肿胀,受累骨质坚实隆起,有压痛。也有待感染灶穿破皮肤形成经久不愈的皮瘘后就诊者。

（3）当病变破坏骨密质、侵及软组织后,可在骨膜下形成冷脓肿,局部质地变软,能触及波动感。继而穿破皮肤或黏膜形成窦道,溢出淡黄色或咖啡色稀薄脓液,其中混有大小不等的块状物或干酪样物;脓液中有时可见小块死骨。窦道经久不愈,窦道口有外翻增生的红色肉芽组织,窦道口周围皮肤凹陷。

（4）常因骨质坏死和皮下瘢痕收缩而出现后遗畸形和功能障碍。发生于颧骨者可遗留明显的颧部塌陷、下睑外翻畸形,发生于下颌角处者则可遗留张口受限,幼儿可致颌骨发育障碍。

（5）全身症状一般不显著,可有低热、乏力等轻度不适。当合并化脓性感染时,则出现急性颌骨骨髓炎症的表现,局部红、肿、热、痛,并有高热、寒战、头痛、食欲减退等全身中毒症状。

3. 辅助检查　颌骨 X 线片可见边缘模糊的骨质稀疏区;在骨质破坏、坏死后,骨质萎缩或骨硬化;下颌角处形成多囊状腔洞,骨密质轻度膨胀,少见大块死骨形成。胸片应作为常规检查。

【鉴别诊断要点】

颌面骨结核应注意与颌骨肿瘤及化脓性骨髓炎相鉴别。在冷脓肿形成,或有经久不愈的窦道者,取材行病理检查或细菌培养即可明确诊断。窦道形成之前,可行局部穿刺取材查抗酸杆菌;必要时可行活检。牙槽突部结核性骨髓炎呈现边缘不齐的凹陷性破坏,此时应与牙龈癌相鉴别。

【治疗原则及方案】

颌骨结核一旦确诊,宜住院治疗。

1. 抗结核治疗,同淋巴结结核。

2. 局部治疗　颌骨结核已形成脓肿或破溃形成窦道者需配合适当的局部处理。

(1)闭式引流:颌骨结核明显破坏骨质者,可局部穿刺、闭式引流、冲洗,也可在窦道口周围以抗结核药物行环形封闭。

(2)手术治疗:手术应在全身抗结核治疗和支持治疗配合下进行。颌骨结核经全身正规药物治疗后病情稳定,但局部形成大量肉芽组织和死骨不易排出,或顽固性窦道局部处理无法愈合的,可实施颌骨病灶清除术。伤口不缝合,每日换药至窦道封闭后,继续全身用药 3~6 个月。

(3)结核导致的软硬组织缺损和畸形的修复或整形手术,原则上应在结核病变已控制半年以上再进行。

(三)口腔黏膜结核性溃疡

口腔颌面部软组织的结核性溃疡相对较少见,一般见于体质虚弱的中老年患者。

【诊断要点】

1. 病史　一般以长达数月的局部持续不愈并缓慢增大的溃疡就诊。多数患者体弱,并发其他部位结核不多见。

2. 临床表现

(1)好发于软腭、咽旁黏膜等淋巴组织丰富区域。

(2)表现为局部持续不愈并缓慢增大的溃疡,边缘隆起、充血,与癌性溃疡类似,但发展速度非常缓慢,疼痛不显著,亦无明显功能障碍。

(3)病理活检报告为增生性肉芽肿,抗酸染色阳性。

(4)血常规检查可见血沉加快和淋巴细胞计数增高。

【鉴别诊断要点】

黏膜结核性溃疡常与黏膜鳞癌相混淆,结核性溃疡浸润深度不如鳞癌深,触痛较轻微,发展非常缓慢,一般需活检后确诊。

【治疗原则及方案】

黏膜结核一旦确诊宜住院治疗。黏膜结核一般不宜手术,以全身抗结核治疗为佳。愈合后,可遗留局部组织缺损和功能障碍,若需修复手术,原则上应在结核病变已控制半年以上进行。

（华成舸）

五、面部疖痈

【概述】

疖（furuncle）是单个毛囊及其附件发生浅层组织的急性化脓性炎症；痈（carbuncle）是多个毛囊及其附件感染所致较深层组织的化脓性炎症。

【诊断要点】

1. 病因　在局部因素影响或全身抵抗力下降时，金黄色葡萄球菌与白色葡萄球菌等病原菌才开始活跃，引起炎症。

2. 临床表现

（1）全身症状明显，畏寒、发热、头痛、食欲下降。

（2）疖：初起为皮肤上红、肿、痛的小硬结，或锥形隆起，2~3日内随着炎症中央组织坏死、溶解而形成脓肿，硬结顶部可出现黄白色脓点，周围发红。脓点自行破溃后，炎症逐渐消退，创口自行愈合。若处理不当或患者抵抗力下降，则感染可加重、扩散。

（3）痈：多数毛囊及周围组织的急性炎症与坏死，迅速增大的紫红色炎性浸润硬块，感染波及皮下的筋膜层及肌层，出现局部蜂窝织炎。其上出现多个黄白色脓点，自行破溃病程较长，多数脓栓脱落后形成蜂窝状腔洞，形成较大组织坏死创。

3. 并发症　可合并败血症、脓毒血症，甚至海绵窦化脓性血栓性静脉炎、脑膜炎、脑脓肿等严重并发症。

【治疗原则及方案】

1. 高渗盐水、2%碘伏等进行局部持续湿敷，直至脓腔贯通、脓点破溃。

2. 应用抗生素抗感染治疗及全身支持疗法。

3. 早期避免刺激，局部制动。

4. 切忌热敷、烧灼，早期避免切开引流。

（周懿）

六、面颈部淋巴结炎

【概述】

面颈部淋巴结炎与口腔及牙源性感染关系密切，主要表现为下颌下、颏下及颈深上群淋巴结炎,有时也可见到颊部、耳前、耳后淋巴结炎。

【诊断要点】

1. 感染来源　以继发于牙源性感染多见,也可来源于颜面部皮肤的损伤、疖、痈。小儿多由上呼吸道或扁桃体感染引起。

2. 临床表现

(1)急性化脓性淋巴结炎

1)早期:为浆液性炎症表现,局部淋巴结肿大变硬,自觉疼痛或压痛,可移动,边界清楚与周围组织无粘连。全身症状较轻或有低热。

2)中晚期:局部疼痛加剧,淋巴结包膜化脓溶解破溃后,侵及周围软组织出现炎性浸润块,皮肤充血、肿大变硬,压痛明显,与周围组织粘连。脓肿形成后,皮肤表面变软有波动感。全身症状明显。如不及时治疗可并发静脉炎、败血症,严重者可出现中毒性休克。

(2)慢性淋巴结炎:表现为慢性增生性炎症。临床特征是淋巴结内结缔组织增生形成微痛硬结,淋巴结可以活动、有压痛,全身无明显症状。

【鉴别诊断要点】

1. 化脓性下颌下腺炎

(1)双合诊时肿大的下颌下腺位置较深,移动性较小,口底导管口乳头有红肿,并可挤出脓性分泌物。

(2)超声检查辅助诊断,提示下颌下腺内有脓性液体集聚。

2. 恶性淋巴瘤、唾液腺混合瘤及颈部转移性癌　通过临床表现及超声、CT 等检查进行鉴别,多表现为实性包块;必要时可手术摘除淋巴结做病理检查明确诊断。

【治疗原则及方案】

1. 急性淋巴结炎给予全身抗感染治疗,局部采用物理疗法或中药外敷。已化脓者及时切开引流,同时处理原发病灶(如病灶牙等)。

2. 慢性淋巴结炎一般不需要治疗,但有反复发作者应寻找病灶,予以手术清除即可。

七、唾液腺炎症

(一)急性化脓性腮腺炎

【概述】

急性化脓性腮腺炎(acute pyogenic parotitis)以往常见于腹部大型外科手

术后,又称手术后腮腺炎,是严重术后并发症。由于抗生素应用、术后出入量及电解质平衡维持,目前已少见,仅见于身体抵抗力低下的老年患者和有系统性背景疾病患者。本病病原菌以金黄色葡萄球菌为主。

【诊断要点】

1. 临床表现

(1)常为单侧受累,发病急。

(2)以耳垂为中心的腮腺区肿胀明显,皮温高,触痛明显。

(3)口内腮腺导管口红肿,轻轻按摩腮腺有脓性分泌物自导管口流出。

(4)全身中毒症状明显,有高热,心率快等表现。

2. 实验室检查　白细胞计数增高。

3. 超声检查　提示患侧腮腺内有脓液聚集。

【鉴别诊断要点】

1. 咬肌间隙感染　常见于智齿冠周炎的并发症,有牙痛史。腮腺导管口无红肿,超声检查提示脓液聚集位于咬肌间隙内。

2. 腮腺区淋巴结炎　多见于青少年,病程缓慢。导管口无红肿及脓性分泌物。

3. 流行性腮腺炎　多发生于 5~15 岁儿童,有传染接触史,常双侧同时或先后发生。腮腺导管口无红肿,无脓性分泌物,白细胞计数正常。急性期血液中淀粉酶升高,以后出现尿中淀粉酶升高。

【治疗原则及方案】

1. 选用有效抗生素,纠正机体脱水和电解质紊乱,维持体液平衡。

2. 其他保守治疗,早期可用热敷、理疗、外敷膏药,有助于炎症的消散。饮用酸性饮料或口含维生素 C 片增加唾液分泌。

3. 脓肿形成时,经抗炎等保守治疗无法消退吸收者,应切开引流。

(二)慢性复发性腮腺炎

【概述】

慢性复发性腮腺炎(chronic recurrent parotitis)为腮腺反复发作的慢性化脓性炎症。多见于抵抗力低下的儿童,常持续数年,部分患儿迁延不愈可延续到成年后。

【诊断要点】

1. 临床表现

(1)有腮腺反复肿胀病史,可为单侧或双侧。患儿多体弱,每次发病经抗感染治疗约1周左右好转。初期频繁发作，随年龄增长发作间隔逐渐延长，多数青春期后自愈，个别患儿可延续至成年。

（2）自诉有晨起或进食时肿胀，自行按摩后，有咸味液体流出。肿胀随后可以缓解。

（3）导管口可有轻微发红，压迫腮腺可有浑浊"雪花样"液体或蛋清样液体流出。

（4）一般无全身症状。

2. 辅助检查　腮腺造影显示末梢导管呈点状、球状扩张，排空延迟，主导管及腺内导管无明显异常。

【鉴别诊断要点】

1. 舍格伦综合征　多见于中老年女性患者，无自幼发病史，常伴有眼干、口干症状和自身免疫系统疾患，唇腺活检可以帮助确诊。

2. 流行性腮腺炎　多发生于5~15岁儿童，有传染接触史，常双侧同时或先后发生，腮腺导管分泌正常，无脓性分泌物。血液中白细胞计数正常。急性期血液中淀粉酶升高，以后出现尿中淀粉酶升高。

3. 慢性阻塞性腮腺炎　一般成年发病，多有外伤病史，超声及腮腺造影辅助诊断。

4. 腮腺区肿瘤　局部有持续缓慢长大的包块，无红肿发热。良性肿瘤和早期恶性肿瘤无压痛，白细胞计数不高。B超检查：良性肿瘤多为圆形或类圆形，边界清楚，内部回声均匀；恶性肿瘤形态不规则，边界不清楚，内部回声不均匀；Warthin瘤的内部呈"网格状"回声。

【治疗原则及方案】

1. 患儿以保守治疗为主，增强自身抵抗力，保持口腔卫生，多饮水，经常按摩腮腺促进唾液排出。

2. 成年患者的保守治疗原则同上，在治疗效果不佳的情况下，可以考虑手术。

（三）慢性阻塞性腮腺炎

【概述】

慢性阻塞性腮腺炎（chronic obstructive parotitis）又称腮腺管炎，是由各种原因如涎石、狭窄、异物等引起腮腺唾液流出受阻，导致腮腺反复肿胀，腮腺造影及病理表现主要为主导管及分支导管系统炎性改变为主的病变。

【诊断要点】

1. 临床表现

（1）有进食后，腮腺反复肿胀病史，多为单侧受累。

（2）晨起或进食时肿胀，自行按摩后，有咸味液体流出后可以缓解。

（3）导管口可有轻微发红，压迫腮腺可有浑浊"雪花样"液体或蛋清样液体流出，或黏液栓子排出。

2. 腮腺造影　主导管、叶间、小叶间导管部分狭窄，部分扩张，呈腊肠样改变。

【鉴别诊断要点】

1. 舍格伦综合征　多见于中老年女性患者，一般无自幼发病史，常伴有眼干、口干症状和自身免疫系统疾患，唇腺活检可以帮助确诊。

2. 流行性腮腺炎　多发生于5~15岁儿童，有传染接触史，常双侧同时或先后发生，腮腺导管分泌正常，无脓性分泌物。血液中白细胞计数正常。急性期血液中淀粉酶升高，以后出现尿中淀粉酶升高。

3. 慢性复发性腮腺炎　一般儿童期发病，多有反复肿胀发病病史，迁延不愈，发作一般持续数天，进食后阻塞症状不明显。

4. 腮腺区肿瘤　局部有持续缓慢长大的包块，无红肿发热。良性肿瘤和早期恶性肿瘤无压痛，血常规白细胞计数不高。B超检查：良性肿瘤多为圆形或类圆形，边界清楚，内部回声均匀；恶性肿瘤形态不规则，边界不清楚，内部回声不均匀；Warthin瘤的内部呈"网格状"回声。

【治疗原则及方案】

1. 急性期全身应用抗生素治疗。

2. 有导管涎石者应先去除涎石；导管口狭窄者，可用钝头探针从细到粗插入导管内逐步扩张管口，也可向导管内注入药物如碘甘油、抗生素等具有一定的抑菌作用。也可用其他保守治疗，包括自后向前按摩腮腺、咀嚼口香糖或含维生素C片、用温盐水漱口等。

3. 若经上诉保守治疗后，导管仍存在狭窄，可予以手术摘除腺体。

（四）病毒性腮腺炎

【概述】

病毒性腮腺炎又称流行性腮腺炎（epidemic parotitis），是由腮腺炎病毒引起的急性传染性疾病。冬春季多见。为飞沫或密切接触传染。特点是腮腺非化脓性肿胀，多发生于5~15岁儿童，一次发病可获得终身免疫。常双侧同时或先后发生,腮腺导管分泌正常,无脓性分泌物。血液中白细胞计数正常。急性期血液中淀粉酶升高,以后出现尿中淀粉酶升高。

【诊断要点】

1. 临床表现

(1)有流行性腮腺炎患者接触史,潜伏期 2~3 周。

(2)先驱症状是出现耳下疼痛,很快出现腮腺肿大、发热。病情加重可出现寒颤高热,体温可达 39~40℃。可出现单侧或双侧肿胀。

(3)肿胀以耳垂为中心,边界不清,触诊腺体有弹性,触痛明显,皮肤无炎症性红肿表现。

(4)成人患者症状较重,可累及下颌下腺或舌下腺。

(5)腮腺炎病毒好侵犯成熟的生殖腺体,易并发睾丸炎、卵巢炎等。

2. 实验室检查 血清及尿中检测出淀粉酶含量增加。

【治疗原则及方案】

一般以隔离卧床休息为主,直至腮腺肿胀消退,保持口腔卫生,进软质流食,多饮水,对症支持治疗,适量应用抗生素预防严重并发症。

腮腺局部肿胀可用冰敷缓解症状。

(五)唾液腺结石病和下颌下腺炎

【概述】

唾液腺结石病(sialolithiasis)是指在腺体或导管内发生钙化性团块沉积而引起的一种疾病。85% 左右发生在下颌下腺,腮腺次之,舌下腺极其罕见。唾液腺结石临床上常称为涎石,常导致唾液排出受阻并继发感染,造成唾液腺急性或慢性炎症。

【诊断要点】

1. 临床表现

(1)常见于青壮年。

(2)进食时下颌下腺部位肿胀和疼痛,不完全阻塞者,进食后肿胀自行消退。

(3)急性期可见下颌下腺肿胀,触痛明显,口内导管口红肿,双合诊可见导管口有脓性分泌物排出。

(4)导管内涎石,双合诊可触及硬块,并有压痛。

2. 实验室及辅助检查

(1)超声:可探及腺体内有扩张导管,导管内可探及一个或数个强回声团堆积。

（2）CBCT：位于下颌下腺及其导管区以内有高致密团块影像形成。

【鉴别诊断要点】

1. 舌下腺肿瘤　舌下腺肿瘤常伴有同侧舌麻、舌痛等持续性症状。双合诊可扪及条索状硬结，与周围组织界限不清。CBCT 及 B 超检查提示为舌下腺区域内的包块异常影像而无阳性涎石影像可以辅助诊断。

2. 下颌下腺肿瘤　一般无进食前后的消长病史，触诊为下颌下腺区边界不清的包块。超声和 CBCT 检查提示位于下颌下腺区域内的包块影像可辅助诊断。

3. 下颌下淋巴结炎　反复肿大，与进食无关，下颌下腺导管口无红肿及脓性分泌物。下颌下淋巴结位置表浅，可移动。超声检查提示为淋巴结肿大有助于诊断。

4. 下颌下间隙感染　常有牙疼病史或检查有病灶牙，下颌下区肿胀明显，下颌下腺导管口无红肿及脓性分泌物。

【治疗原则及方案】

1. 如涎石位于下颌下腺导管前端，行涎石取出术。

2. 如涎石位于导管深部或下颌下腺腺体内，可行下颌下腺摘除术。

八、唾液腺损伤和涎瘘

【概述】

唾液腺损伤是指由于面部裂伤而导致唾液腺的损伤。涎瘘（salivary fistula）分为腺体瘘和导管瘘，指唾液不经导管系统排入口腔而流向面颊部皮肤表面。腮腺及其导管位于面颊部皮下，表浅而易受到创伤，腮腺是最常见发生涎瘘的部位。

【诊断要点】

1. 病史　常有面颊部裂伤病史。

2. 临床表现

（1）腺体瘘腮腺或导管相对应皮肤区有瘘口，周围皮肤被唾液激惹而表现为潮红、糜烂或伴发湿疹。

（2）进食时有清亮液体从瘘口流出，口内导管口无或只有少量唾液流出，继发感染可见有脓性分泌物从瘘口溢出。

3. 腮腺造影

（1）腺体瘘在造影图像上，显示导管系统完整，造影剂从腺体部外漏。

（2）导管瘘在造影图像上，显示造影剂自主导管上瘘口外溢，如瘘口狭窄，可见其后方导管扩张。

【治疗原则及方案】

1. 新鲜导管断裂伤可行端端吻合术或改道术。

2. 陈旧性断裂伤吻合困难，可行导管改道术和瘘管封闭术。

3. 如瘘管封闭失败，可考虑腮腺切除术。

（周京琳）

第二节　口腔颌面部软组织囊肿

一、皮脂腺囊肿

【概述】

皮脂腺囊肿（sebaceous cyst），是由于皮脂腺排泄管阻塞，皮脂腺分泌物排出受阻，使皮脂腺囊状膨胀，而形成的潴留性囊肿。中医称为"粉瘤"。

【诊断要点】

1. 多发生于成年人，无自觉症状。

2. 常见于面颊部和腮腺区皮肤，呈圆形，直径为 0.5~3cm，与周围组织界限清楚，质地软，无压痛，可活动。

3. 囊肿位于皮肤内，并略突出皮肤表面。

4. 囊壁与表面部分皮肤粘连，中央可有一小色素点。

5. 囊肿内容物呈白色凝乳状。

6. 继发感染时，可出现红肿、疼痛、脓肿形成。

【鉴别诊断要点】

表皮样囊肿　与周围组织（如皮肤等）均无粘连，中央无色素点。

【治疗原则及方案】

1. 手术切除　在局麻下，沿面颈部皮纹方向做梭形切口，应切除与囊壁粘连的皮肤，锐性分离囊肿。

2. 切开引流　囊肿继发感染形成脓肿时，行切开引流。

二、皮样或表皮样囊肿

【概述】

皮样囊肿（dermoid cyst）或表皮样囊肿（epidermoid cyst），一般认为发生于胚胎发育性上皮细胞剩余,或者外伤植入的上皮细胞。

【诊断要点】

1. 多见于儿童和青年。病程长,一般无自觉症状。

2. 皮样囊肿好发于口底、颏下;表皮样囊肿好发于眼睑、额、鼻、眶外侧、耳下等部位。

3. 生长缓慢,呈圆形,囊肿表面的黏膜或皮肤光滑;囊肿与周围组织、皮肤或黏膜均无粘连,囊肿坚韧而有弹性,面团样感。

4. 口底部囊肿较大时,影响言语、吞咽。

5. 穿刺抽出乳白色豆渣样分泌物。

6. 皮样囊肿,其囊壁内含有皮肤附件结构,如毛发、毛囊、皮脂腺、汗腺等结构;而表皮样囊肿的囊壁无皮肤附件。

【鉴别诊断要点】

皮脂腺囊肿 囊壁与表面部分皮肤粘连,中央可有一小色素点。

【治疗原则及方案】

手术切除 囊肿位于颏舌骨肌或颏舌肌之上,口内入路,在口底黏膜做弧形切口;囊肿位于下颌舌骨肌之下,口外入路,在颏下部皮肤做横形切口;而颜面部表皮样囊肿,应沿面部皮纹做切口,可钝性分离囊肿,完整摘除。

三、甲状舌管囊肿

【概述】

甲状舌管囊肿（thyroglossal tract cyst）是由于在胚胎发育中,甲状舌管没有完全消失,其残存上皮分泌物聚集而形成。

【诊断要点】

1. 多见于 1~10 岁的儿童,亦可见于成年人。病程发展缓慢,无自觉症状,可继发感染。

2. 绝大多数位于颈部正中,从舌盲孔至胸骨切迹的任何部位,但以舌骨上下部最为常见。位于舌骨以下的囊肿,舌骨体与囊肿之间可扪及坚韧的索条与舌骨粘连,随吞咽和伸舌等动作而上下移动。

3. 囊肿呈圆形,直径 1~4cm。质地软,边界清楚,与表面皮肤和周围组织无粘连。

4. 穿刺可抽出透明、微混浊的黄色稀薄或黏稠性液体。

5. 囊肿感染破溃或切开引流后,形成甲状舌管瘘。

【鉴别诊断要点】

1. 舌异位甲状腺　位于舌根部或舌盲孔的咽部,呈蓝紫色瘤样突起,质地柔软无囊性感,边界清楚。核素 ^{131}I 扫描有核素富集。

2. 颏下慢性淋巴结炎　病程长,有消长史;在口周组织发炎、下颌前牙疼痛时长大,抗炎治疗可使淋巴结缩小。可扪及大小不等、可活动、周界清楚的淋巴结,如炎症反复发作,则常有粘连,有轻压痛。

【治疗原则及方案】

手术切除　彻底切除囊肿和瘘管,对位于舌骨下的囊肿或瘘管,应将舌骨中份切除,舌骨上瘘管周围 5mm 肌肉行柱状切除至舌盲孔处。

四、鳃裂囊肿

【概述】

鳃裂囊肿(branchial cleft cyst),一般认为来源于鳃裂或咽囊残余组织。囊壁厚薄不等,含有淋巴样组织,90% 以上的囊壁内衬复层鳞状上皮,少数则被以假复层柱状上皮。

【诊断要点】

1. 常见于 20~40 岁成年人,生长缓慢,无自觉症状。

2. 位于面颈部侧方,少数双侧颈部同时发生:发生于下颌角以上及腮腺区者为第一鳃裂来源;发生于肩胛舌骨肌以上和下颌角以下为第二鳃裂来源;发生于颈根部为第三、第四鳃裂来源。其中,95% 的鳃裂囊肿为第二鳃裂来源。

3. 囊肿大小不一,表面光滑,有时呈分叶状;质地软,界限清楚,可活动,有波动感,无搏动。

4. 继发感染后,囊肿可骤然增大,疼痛;鳃裂囊肿破溃后,可长期不愈,形成鳃裂瘘。

5. 穿刺抽出黄绿色或棕色清亮液体,或含浓稠胶样、黏液样物。

【鉴别诊断要点】

1. 颈动脉体瘤　好发于青壮年。大多位于颈动脉三角,实体感,触及明显搏动,肿瘤不可上下移动,可小幅度左右移动,颈内外动脉被推移。

2. 神经鞘瘤 好发于青壮年,生长缓慢。病变为单一者,界限清楚,呈圆形或椭圆形包块,质地中偏硬,可沿神经轴侧向移动,而不能沿神经轴运动。当肿瘤较大时,出现囊性变。穿刺抽出不凝结的血性液体是其特点。

3. 颈部大囊型淋巴管畸形 一般为儿童患者,病变较大,质地软,界限不清楚,可伴有口底、舌体和面颊部病变,穿刺抽出淡黄的清亮液体。

4. 颈部静脉畸形 质地软,界限不清楚,病变可被压迫而缩小,可扪及质地硬的静脉石,体位试验阳性,穿刺抽出血液。

【治疗原则及方案】

外科手术 完整切除囊肿,对鳃裂瘘,应注意瘘管的追踪,彻底切除,如有残存瘘管,可导致复发。

五、黏液腺囊肿

【概述】

黏液腺囊肿(mucocele),即小唾液腺黏液囊肿,由于小唾液腺导管损伤所致的黏液外渗或潴留而引起的口腔内软组织囊肿。

【诊断要点】

1. 病史 病程短,破溃后有黏稠液体流出,破溃处愈合后,可反复出现。

2. 临床表现

(1)常见位于下唇黏膜,其次为舌尖腹部、口底、颊和软腭。

(2)病变大小不一,直径一般数毫米至 1 厘米。

(3)病变浅表时,表面仅覆盖一薄层黏膜,呈半透明小泡状突起;反复破损后,有白色瘢痕形成。病变略深在时,表面黏膜与周围黏膜无区别,可扪及小包块,界限清楚。

(4)穿刺抽出蛋清样透明黏稠液体。

【治疗原则及方案】

1. 外科手术 完整切除囊肿和手术野中损伤的小唾液腺。

2. 局部药物注射 可在囊腔内注射少量的 2% 氢化可的松。

3. 微波热凝治疗。

六、舌下腺囊肿

【概述】

舌下腺囊肿(sublingual gland cyst)属于广义范畴的唾液腺黏液囊肿。多数由于舌下腺导管损伤破裂,分泌物外渗引起;也可能由于舌下腺导管的缩窄或闭锁,分泌物潴留,充盈膨胀所致。又称"蛤蟆肿",中医称为"痰包"。

【诊断要点】

1. 常见于青少年,生长缓慢,一般无自觉症状。可反复破裂,流出黏稠液体。

2. 病变通常大于 1cm。

3. 可分为三种临床类型:①单纯型:占大多数,病变位于口底一侧的黏膜与口底肌肉之间。病变浅表时,表面仅覆盖薄层囊壁和黏膜,呈浅蓝紫色,质地软,波动感。囊肿长大,可波及对侧口底,也可把舌体抬起,影响吞咽、语言,甚至呼吸。②口外型:表现为下颌下区膨隆,而口底不明显。触诊柔软,囊性感。③哑铃型:即上述两种类型的混合。

4. 穿刺抽出棕黄色或无色透明的蛋清样黏稠液体,淀粉酶试验呈阳性。

【鉴别诊断要点】

1. 口底黏液腺囊肿　病变的体积小,位置较浅。

2. 口底皮样囊肿　位于口底正中,表面黏膜无异常,扪诊呈面团样感,穿刺抽出乳白色豆渣样分泌物。

3. 口底静脉畸形　病变呈蓝紫色,质地软,体位试验可为阳性,穿刺抽出血液。

4. 下颌下区大囊型淋巴管畸形　一般为小儿患者,病变较大,界限不清楚,可伴有口底、舌体和面颊部病变,穿刺抽出淡黄的清亮液体。

【治疗原则及方案】

外科手术　彻底摘除舌下腺是关键;对于口外型舌下腺囊肿,尽可能抽出囊液后,在下颌下区加压包扎。

(高庆红)

第三节　牙发育相关疾病

一、阻生牙

【概述】

阻生牙(impacted teeth)是由于邻牙、骨、软组织的阻碍而只能部分萌出或完全不能萌出,且以后也不能萌出的牙。常见的阻生牙为下颌第三磨牙、上颌第三磨牙以及上颌尖牙。其主要原因是:随着人类的进化,颌骨的退化与牙量的退化不一致,导致骨量相对小于牙量,颌骨缺乏足够的空间容纳全部恒牙。

【诊断要点】

1. 病史　阻生牙导致的冠周炎常出现局部反复肿痛史。抗感染治疗好转,疲劳、妊娠、抵抗力下降可使症状加重。

2. 临床表现

(1)萌出不全或龈瓣覆盖的阻生牙常可引起冠周炎,表现为牙冠周围的软组织以及牙龈红肿、疼痛、糜烂;严重时面颊部肿胀,张口受限,全身发热,下颌下淋巴结肿大,甚至继发颌面部间隙感染。还可引起食物嵌塞,邻牙龋坏、松动,牙槽骨吸收等。

(2)口内检查:一些病例可见部分牙冠萌出,牙齿前后向、颊舌向错位。一些完全骨内埋伏的阻生牙,也可无明显的临床表现,仅在 X 线检查时才发现。

3. 实验室检查　阻生牙伴严重的急性冠周炎可出现白细胞总数的增高和中性粒细胞比例的上升。

4. X 线检查　有助于诊断埋伏阻生牙,并可了解阻生牙的位置、牙根形态,与邻牙及邻近组织的关系(如下牙槽神经管、上颌窦)。

【治疗原则及方案】

1. 手术拔除,适用于反复冠周炎发作史、正畸治疗需要、食物嵌塞、邻牙继发龋、继发牙源性囊肿、颞下颌关节紊乱病和三叉神经痛的可能诱因等。术前结合 X 线片阻生牙的位置、方向和邻牙的关系,进行阻力分析和手术设计。术中可酌情行翻瓣、去骨、涡轮钻分牙、增隙等操作,同时避免损伤邻牙、邻近的神经及上颌窦底。

2. 正位萌出达到邻牙平面,可切除远中覆盖的牙龈组织与对颌牙建立正常咬合关系。

3. 前牙或前磨牙阻生,若牙列有充分的位置,可通过外科手术和正畸牵引助其萌出。

4. 当下颌第二磨牙缺失或无法保留,下颌阻生第三磨牙可考虑作修复基牙(近中倾斜角度不超过45°)或正畸前移替代第二磨牙(牙根未完全形成者)。

5. 完全骨内埋伏,与邻牙牙周无相通,无临床症状的阻生牙也可暂不拔除。

二、额外牙

【概述】

额外牙(supernumerary teeth, additional teeth, hyperdontia)也称多生牙,是指比正常牙列多的牙。额外牙有时与腭裂、锁骨颅骨发育缺陷相关。额外牙未萌出还可形成含牙囊肿。

【诊断要点】

1. 女性发病率高于男性,病变常单发。

2. 可发生于所有牙位,最常见上颌前牙区、磨牙区,下颌前磨牙区次之。

3. 发生于上颌中切牙之间的额外牙大部分为圆锥状牙冠、短牙根。

4. 额外牙形态大多数小于正常牙,似正常牙的额外牙称为附加牙。

5. 埋伏额外牙常在 X 线检查时被发现。

【治疗原则及方案】

额外牙要尽早拔除。必要时行矫治器辅助矫治。术前 CBCT 检查有助于了解埋伏额外牙的位置、牙根形态,与邻牙及邻近组织的关系。

三、牙瘤

【概述】

牙瘤(odontoma)是由一个或多个牙胚组织异常发育增生而形成。可含有不同发育阶段的各种牙胚组织,直至成形的牙;数目不等,有数个至数十个;形状不规则,可近似正常牙,也可没有牙的形状。

【诊断要点】

1. 多见于儿童和青年。

2. 生长缓慢,早期无自觉症状。往往因牙瘤所在颌骨部位发生骨质膨胀,或牙瘤压迫神经产生疼痛,或因肿瘤穿破黏骨膜,发生继发感染时,才被发现。

3. 缓慢增大的骨质膨胀,一般呈较小结节状,质硬,可有缺牙。

4. 牙瘤与囊肿同时存在者,称为囊性牙瘤。

5. X 线检查 可见骨质膨胀,有很多大小形状不同、类似发育不全牙组成的团块影像。与正常组织之间有一条清晰阴影,为牙瘤的被膜。

【治疗原则及方案】

手术摘除。一般将肿瘤表面骨质开窗后,取出牙瘤并将其被膜刮除。

四、牙骨质瘤

【概述】

牙骨质瘤(cementoma)来源于牙胚的牙囊或牙周膜,由成片状的牙骨质或呈圆形的骨质小体所组成。可能与内分泌和局部炎症刺激有关。偶见有家族史,且多呈对称性生长,称为家族性多发性牙骨质瘤。

【诊断要点】

1. 多见于青年女性。

2. 肿瘤生长缓慢,一般无自觉症状,如肿瘤增大,可发生牙槽突膨胀,或在发生神经症状、继发感染、拔牙时才被发现。

3. 牙髓活力测试正常。

4. X线检查　可见根尖周围有不透光阴影,肿瘤常紧贴于牙根部,可单发或多发,硬度与骨质相似。

【治疗原则及方案】

手术摘除。如肿瘤较小,又无症状时,也可暂不治疗。

五、含牙囊肿

【概述】

含牙囊肿(dentigerous cyst),又称滤泡囊肿。发生于牙冠或牙根形成之后,在缩余釉上皮和牙冠面之间出现液体渗出而形成囊肿。可来自1个牙胚(囊肿内含1颗牙),也有来自多个牙胚(囊肿内含多颗牙)。

【诊断要点】

1. 多发于青壮年,男性多于女性。

2. 好发于下颌第三磨牙区、上颌尖牙区。

3. 囊肿生长缓慢,为膨胀性生长。病变区可伴缺牙或有多余牙。

4. 穿刺可抽出黄色囊液。

5. X线检查　表现为边界清晰的圆形透射区,内可含未萌的牙,少数较大者也可呈多房性改变。

【鉴别诊断要点】

1. 牙源性肿瘤　如牙源性角化囊性瘤、单囊型成釉细胞瘤等,X线片均可表现为类似的含牙关系,组织病理学可确诊。

2. 根尖周囊肿 当含牙囊肿及其他牙源性囊肿伴明显炎症时可能与根尖周囊肿难以鉴别,主要依据有无患牙来判断。

【治疗原则及方案】

囊肿刮治术。手术去除囊壁以及拔除囊内的受累牙。对于儿童萌出期的含牙囊肿,估计患牙可能萌出到正常位置,可仅去除上部囊壁,保留患牙,并应用保持器维持牙间隙,以利其自然萌出。

六、根尖周囊肿

【概述】

根尖周囊肿(periapical cyst)又称根端囊肿(radicular cyst),是由于根尖周肉芽肿,慢性炎症的刺激,引起牙周膜内的上皮残余增生。增生的上皮团发生变性和液化,周围组织液不断渗出,逐渐形成囊肿。

【诊断要点】

1. 多发于 20~49 岁患者,男性多于女性。

2. 上颌切牙和尖牙为好发部位。

3. 常伴有严重龋坏、残根或变色的死髓牙。

4. 较大的囊肿可导致颌骨膨胀,常引起唇颊侧骨壁吸收变薄,扪诊时有乒乓感,邻牙可被推移位或牙根突入囊腔中。

5. X 线检查 根尖区有一圆形或卵圆形透射区,边缘整齐,边界清晰。

【鉴别诊断要点】

1. 根尖周肉芽肿 X 线检查有助于鉴别,表现为根尖区牙周膜间隙增宽,密度均匀呈软组织低密度影,边界清楚,无致密骨壁线,外周骨无改变。

2. 根尖周脓肿 多数患者有牙髓炎病史,如有反复牙疼痛史或反复肿胀史。脓肿自行破溃排脓者,常在患牙相对应的龈黏膜或皮肤上可见瘘管。X 线表现:根尖周呈现边界模糊的不规则透射影,其周围因骨质较疏松而呈云雾状。

【治疗原则及方案】

囊肿刮除术。若囊肿较大可在剥离出部分囊壁时,抽出部分囊液后继续剥离剩余囊壁,完整摘除。病牙如无保留价值可同时拔除;如能保留,则应同时做根管治疗并切除根尖。

七、牙源性角化囊性瘤

【概述】

牙源性角化囊性瘤（keratocystic odontogenic tumor，KCOT）来源于原始的牙胚或牙板残余，是发生于颌骨内的良性牙源性肿瘤，可单发或多发。

【诊断要点】

1. 好发于青壮年，男性多见。

2. 好发于下颌第三磨牙区及下颌升支部。

3. 初期无自觉症状，随着肿瘤生长，骨质逐渐向周围膨胀，可引起面部畸形。表层骨质吸收变薄，可扪及乒乓球样感。若骨板完全吸收，可扪及波动感。当下颌肿瘤较大，骨质吸收过多时，甚至可引起病理性骨折。

4. 角化囊性瘤多向颊侧膨胀，但有 1/3 病例向舌侧膨胀，并穿破舌侧骨壁。

5. 如继发感染，可表现为胀痛、发热、全身不适等。

6. 穿刺可抽出黄白色角化物或油脂样物质。

7. X 线检查　圆形或卵圆形的清晰透明阴影，边缘整齐，周围常呈现白色骨质反应线。

8. 角化囊性瘤可转变为或同时伴有成釉细胞瘤存在。

9. 多发性角化囊性瘤同时伴发皮肤基底细胞痣（或基底细胞癌）、分叉肋、眶距增宽、颅骨异常、小脑镰钙化等症状时，称为"痣样基底细胞癌综合征"或"多发性基底细胞癌综合征"。

【治疗原则及方案】

角化囊性瘤易复发，也可发生恶变，因此手术刮除要求更彻底；在刮除囊壁后用苯酚或硝酸银等腐蚀剂涂抹骨创，或加冷冻疗法，以消灭子囊，防止复发。必要时还可考虑在囊肿外围切除部分骨质。如病变范围太大或多次复发的角化囊性瘤，应考虑将颌骨连同病变的软组织一起切除，即刻植骨。

八、成釉细胞瘤

【概述】

成釉细胞瘤（ameloblastoma）为颌骨中心性上皮肿瘤，除发生于颌骨外，极少数可发生在胫骨或脑垂体内。成釉细胞瘤具有高度局部侵袭性，被认为易复发、易恶变的"临界瘤"。

【诊断要点】

1. 常见于 30~49 岁,男女无差异。

2. 生长缓慢,初期无自觉症状;逐渐发展可使颌骨膨大,导致面部畸形。侵犯牙槽突时,可使牙松动、移位或脱落;当肿瘤压迫下牙槽神经时,患侧下唇及颊部可感觉麻木。肿瘤突破颌骨外板甚至可侵入软组织。如肿瘤发展很大,骨质破坏较多,还可能发生病理性骨折。上颌骨的成釉细胞瘤可能波及鼻腔,发生鼻阻塞。侵入上颌窦波及眼眶、鼻泪管时可使眼球移位、突出及流泪。

3. 大多为实质性,如囊性成分较多时,穿刺为褐色囊液。

4. X 线检查 早期呈蜂房状,以后形成多房性囊肿样阴影,周围囊壁边缘不整齐、呈半月形切迹。

【鉴别诊断要点】

1. 成釉细胞癌 好发于年龄偏大者,生长速度快,常有骨皮质破坏、疼痛或感觉异常等症状。最终需病理学确诊,病理组织学特征是细胞呈多形性、核深染、核分裂多见。

2. 成釉细胞纤维瘤 多见于儿童和青年,平均年龄为 15 岁。最常见的部位是下颌磨牙区。病理组织学上由条索状肿瘤性上皮和幼稚的结缔组织组成。

【治疗原则及方案】

外科手术治疗。对较小的肿瘤可行下颌牙槽骨边缘性切除,以保存下颌骨的连续性;对较大的肿瘤应将病变的颌骨节段性切除,以避免术后复发。下颌骨切除后,尽可能即刻植骨。

（梁新华）

第四节　常见肿瘤与瘤样病变

一、黑色素痣和黑色素斑

【概述】

黑色素痣(melanocytic nevus),又称黑色素细胞痣,来源于表皮基底层能产生黑色素的色素细胞。根据组织病理学特点,黑色素痣分为皮内痣、交界痣和复合痣(前两者的混合形式)。黑色素斑(melanotic macule)是由于黑色素颗粒分布不均匀而出现的斑点、斑片。两者均是皮肤和黏膜的良性色素病变。

【诊断要点】

1. 黑色素痣多发于面颈部皮肤;而黑色素斑多见于口腔黏膜,依次为唇红部、牙龈、颊、唇、腭部,但舌及口底少见。一般无自觉症状。

2. 黑色素痣,一般较小,呈淡棕色或深棕色斑疹、丘疹或结节,表面光滑,平坦或略高于表皮。交界痣无毛,而毛痣、雀斑样色素痣为皮内痣或复合痣。

3. 黑色素斑,为单一、界限清楚的灰黑色、蓝黑色或棕黑色斑块,不高出黏膜表面。

【鉴别诊断要点】

1. 黑色素痣和黑色素斑恶变　局部出现痒刺、灼热或疼痛等自觉症状;病变增大;颜色加深或改变,特别见淡蓝色出现;发生脱毛、脱痂;表面出现感染、破溃、出血;周围出现卫星小色素斑点、放射黑线、黑色素环等界限不清改变。恶变多来自交界痣部分。

2. 药物性色素沉着　口服地西泮、避孕药、抗惊厥药或抗疟疾药后,皮肤或黏膜出现的褐色或黑色色素斑。

【治疗原则及方案】

1. 绝大多数黑色素斑或痣,不需要治疗。

2. 对影响美观或存在恶变可能者,采取手术切除。皮肤病变,沿面部皮纹方向做梭形切口。面部较大的病变,且无恶变证据者,可考虑分期部分切除,也可考虑局部转瓣、游离皮片、组织皮瓣修复。

二、乳头状瘤

【概述】

乳头状瘤(papilloma)是一种外生性结节状、乳头状或疣状的良性上皮性肿瘤,但不包括纤维上皮增生。可能与人乳头状瘤病毒相关,尤其是多发、弥散的乳头状瘤。可分为:鳞状细胞乳头状瘤、寻常疣、尖锐湿疣、免疫缺陷患者的乳头瘤和乳头瘤病。

【诊断要点】

1. 可发生于皮肤和口腔黏膜任何部位,常见于腭、唇、舌和牙龈黏膜。

2. 可有蒂,呈丛状的指状突起;或无蒂,呈结节状、乳头状或疣状突起。

3. 表面可有白色或正常黏膜角化颜色,界限清楚,质地软。

【治疗原则及方案】

手术切除　手术完整切除。

三、牙龈瘤

【概述】

牙龈瘤(epulis)是一个以形态和部位命名的诊断学名词,泛指发生在牙龈上的一组肿瘤或类肿瘤病变,组织来源是牙周膜或颌骨牙槽突结缔组织。发病原因与机械刺激、慢性炎症刺激,以及内分泌有关。根据病理组织结构不同,可分为肉芽肿型、纤维型和血管型。

【诊断要点】

1. 可发生于任何年龄组,常见于 20~40 岁的青壮年,女性较多见。一般生长较慢,但在女性妊娠期可能迅速增大,而在分娩后,牙龈瘤缩小或停止生长。

2. 最常见的部位在前磨牙区,龈乳头处多发。病变发生在唇、颊侧者较舌、腭侧者多。

3. 病变大小不一,直径从数毫米至数厘米。纤维型表面颜色接近正常黏膜,而肉芽肿型和血管型呈粉红色,易出血。

4. 病变局限,呈圆形或椭圆形,有时呈分叶状,可有蒂如息肉状。病变较大时,可以遮盖大部分牙齿,表面可见咬痕、溃疡。受累牙齿可能松动、移位。

5. X 线片可见牙周膜增宽、骨质吸收的阴影。

【治疗原则及方案】

手术切除　手术完整切除,可使用碘仿纱条反包扎,保护创面。对于无明显松动或轻度松动的牙齿,可予保留,尽量去除病变区软组织;复发者,拔除受累牙齿,同时去除病变处牙周膜、骨膜和部分骨组织。

四、钙化上皮瘤

【概述】

钙化上皮瘤(calcifying epithelioma),又名毛母质瘤(pilomatrixoma),是来源于向毛母质细胞分化的原始上皮胚芽细胞的一种良性肿瘤,位于真皮深层或皮下。由嗜碱性细胞、影细胞和钙化物构成。早期病变的细胞成分多,而陈旧性病变的细胞成分减少,钙化明显。

【诊断要点】

1. 多见于小儿,生长缓慢,一般无自觉症状。

2. 大多数为单发结节,位于皮肤或皮下组织内,圆形或椭圆形,直径为 0.5~3cm。表面皮肤可不光滑,颜色正常或呈淡蓝红色。

3. 边界清楚,质地较硬,可与皮肤紧密粘连,基底可推动,极少破溃。

【鉴别诊断要点】

皮脂腺囊肿　表面皮肤光滑,在囊肿表面可见皮脂腺开口受阻所致的小色素点,可挤出白色凝乳状或豆渣样内容物。

【治疗原则及方案】

手术切除　沿面颈部皮纹方向做梭形切口,切除与肿瘤粘连的皮肤,锐性分离囊肿。

五、血管瘤

【概述】

血管瘤(hemangioma)主要指发生在新生儿和婴幼儿的具有增生、消退特点的良性脉管性疾病。口腔颌面部血管瘤约占全身的 60%,而且好发于女性,与男性的比例为 3∶1~5∶1。血管瘤的病因不完全清楚,可能与血管形成因子(如血管内皮细胞生长因子、成纤维细胞生长因子、转化生长因子及肿瘤坏死因子等)和雌激素及受体的表达水平、肥大细胞数目等有关。根据病变部位,可分为表浅型、深部型和复合型血管瘤。

【诊断要点】

1. 病史

(1)发病时间:在出生时即可出现,而大多数(60%)在出生后 1 个月内出现。

(2)病变具有自然消退的特点,病程分为增生期、消退期和消退完成期三个阶段。

(3)可能造成颜面畸形及功能障碍。

2. 临床表现

(1)在面部皮肤、口腔黏膜单一或多发的红色或暗红色包块,位于深部者呈青紫色。

(2)皮肤或黏膜浅表病变,界限清楚,形态不规则;压迫出现退色,去压后颜色恢复;深部病变者,局部膨隆,界限不清楚,质地软。

（3）皮肤或黏膜浅表病变,可伴有溃疡或浅瘢痕。

（4）继发感染时,出现局部肿胀。

（5）穿刺可抽出血液,在显微镜下查见血液成分。

【鉴别诊断要点】

血管肉瘤　来源于血管组织或者相关间叶细胞的恶性肿瘤,依据细胞来源可进一步分为血管内皮肉瘤和血管外皮肉瘤。好发于头颈部,中年人多见。肿瘤呈结节状增生,局部生长快,质地偏硬,边界不清楚,向深部浸润可累及颌骨。远处转移至肺部。

【治疗原则及方案】

1. 血管瘤一般可发生自然消退,故不急于积极治疗。

2. 结合患儿的全身情况,血管瘤的部位、大小及所处阶段,选择相应的治疗手段。

3. 治疗方法　综合选择等待观察、药物治疗(口服普纳洛尔、口服泼尼松、局部注射博来霉素、局部涂抹 β 受体阻滞剂类软膏和 5% 咪喹莫特)、激光治疗、手术治疗以及干扰素治疗等。

六、脉管畸形

【概述】

脉管畸形(vascular malformation)是良性脉管性疾病,主要发生于婴幼儿,一般出生时即存在,并随患儿身体生长而长大,也可见于局部有外伤史的成年人。具有不退化的特点,在局部外伤、感染、青春期和妊娠期可出现快速扩张。根据生物学特点,脉管畸形不是真性肿瘤,其病因不完全清楚,可能由于脉管发育生长异常,出现持续缓慢地扩张。或者外伤后,局部瘀斑沉积,血管不良修复后形成扩张异常。临床类型分为:微静脉畸形、静脉畸形、动静脉畸形、淋巴管畸形(分为微囊型和大囊型)和混合型(前述几种类型的混合体)。

【诊断要点】

1. 病史

（1）发病时间:一般在出生时即可发现,也可以在外伤后逐渐出现。

（2）病变逐渐长大,不发生消退,在局部外伤、感染、青春期和妊娠期可出现快速扩张。

（3）可能造成颜面畸形及功能障碍。

2. 临床表现

（1）微静脉畸形：多见于颜面部皮肤，较少见于口腔黏膜，为鲜红或紫红色斑块，与皮肤、黏膜表面平齐，可伴有结节状突起。边界清楚，外形不规则，大小不一。压迫病变，表面的颜色变浅；而去除压力后，病变恢复原来的色泽。患者无不适。

（2）静脉畸形：多见于舌、颊、唇、腮腺咬肌区、颈部。位置深浅不一，较表浅病变呈蓝色或紫色，而位置深在者，皮肤或黏膜颜色正常。界限大多不明显，局部软组织肿胀。用手压迫，病变缩小，可扪及质地硬的静脉石；而当低头时，病变充血膨大，有发胀感，即体位试验阳性。患者偶感轻微疼痛不适，可继发感染。穿刺时，静脉畸形可抽出可以凝结的血液，在显微镜下查见血液成分。

（3）动静脉畸形：多见于成年人，常发生于面颊、唇、颞部。组织局部肿胀，可扪及搏动，如果把供血的动脉压闭，则搏动消失。可能发生活动性出血。

（4）微囊型淋巴管畸形：主要发生在舌、唇、颊部，表现为在黏膜上呈现多发性散在的小圆形囊性结节状病损，无色、柔软，呈蛙卵状，一般无压缩性，边界不清楚，或使局部明显肥大畸形。黏膜的淋巴管畸形有时与血管畸形同时存在，出现黄、红色小疱状突起。在继发感染时，肿胀加重，有可能引起呼吸或吞咽障碍。如发生于舌体部，可形成巨舌症，引起颌骨畸形、开𬌗、反𬌗等，长期发生慢性炎症，可致舌体变硬。

（5）大囊型淋巴管畸形：呈包块状突起，也称为囊状水瘤，多见于颈部和腮腺区。一般为多房性，彼此间隔，内有透明、淡黄色水样液体，因穿刺可致暗红色，体位试验阴性。穿刺抽出草黄色清亮液体，在显微镜下可以查见淋巴细胞。反复穿刺后，可抽出淡红色液体，并可能查见红细胞。

【鉴别诊断要点】

1. 神经纤维瘤　多见于青少年，好发于面、颞部，口腔内少见。皮肤表现为大小不一的褐色斑，或黑色点状或片状的病损。结缔组织异常增生，皮肤松弛、下垂，面部畸形。可扪及串珠状或丛状瘤结节，可有触痛。神经纤维瘤血运丰富，但是不能被压迫缩小。

2. 神经鞘瘤　好发于青壮年，生长缓慢。病变单一者，界限清楚，呈圆形或椭圆形包块，质地中偏硬，可沿神经轴侧向移动，而不能沿神经轴运动。当肿瘤较大时，可出现囊性变。穿刺抽出不凝结的血性液体。

3. 舌下腺囊肿　单纯型者,囊肿位于口底,呈浅紫蓝色,扪诊柔软有波动感;而下颌下型者,口底膨隆不明显,仅下颌下区膨隆,边界不清,不能压缩。穿刺抽出蛋清样黏稠液体,淀粉酶试验阳性。

【治疗原则及方案】

1. 由于脉管畸形不会消退,应该根据病变的类型、部位、大小以及患者的年龄选择适当的治疗方式进行积极综合治疗。

2. 由于口腔颌面部的特殊性,对于病变范围广或累及重要结构者,治疗前需做客观评估。

3. 治疗方法　激光治疗、光动力治疗、硬化治疗、介入栓塞治疗和手术治疗。

七、脂肪瘤

【概述】

脂肪瘤(lipoma)是脂肪组织增生而形成的良性肿瘤。病理学上,脂肪瘤有被膜。

【诊断要点】

1. 好发于面颊部、额部,生长缓慢,一般无自觉症状。

2. 界限清楚,质地软,与皮肤黏膜无粘连,可有假波动感。

【鉴别诊断要点】

静脉畸形　质地软,界限不清楚,病变可被压迫而缩小,可扪及质地硬的静脉石,体位试验阳性,穿刺抽出血液。

【治疗原则及方案】

手术切除。

八、纤维瘤

【概述】

纤维瘤(fibroma)是来源于面部皮下、口腔黏膜下或骨膜的纤维结缔组织的一种常见良性肿瘤。

【诊断要点】

1. 生长缓慢,一般无自觉症状。

2. 位于面部皮下者,呈圆形或椭圆形大小不一的结节,皮肤颜色正常,表面光滑,界限清楚,与周围组织无粘连,活动度好,质地中。

3. 口腔内多发于牙槽突、颊、舌和腭部,体积小,呈圆形或结节状突起,有蒂或无蒂,界限清楚,表面黏膜颜色正常。

【鉴别诊断要点】

纤维肉瘤 除了纤维瘤的特征,血管丰富,可出现与周围组织粘连。

【治疗原则及方案】

手术切除。

(高庆红)

九、口腔癌

【概述】

口腔癌(oral carcinoma)在口腔颌面部恶性肿瘤中最为常见。据 2008 年 Global Cancer Statistics 数据显示,口腔癌发病率位于全身恶性肿瘤的第 12 位。好发于男性,发病高峰期为 40~60 岁。组织来源以上皮组织最多,其中鳞状细胞癌最为常见,主要沿淋巴管转移到颈部淋巴结,少数沿血管转移到远位。发病高发部位依次为舌癌、颊黏膜癌、牙龈癌、腭癌及上颌窦癌。

【诊断要点】

1. 病史 病程大多进展较快,早期呈现边界不清、质地较硬的包块;后期可出现经久不愈的溃疡,浸润周围组织,导致功能障碍,如进食困难、张口受限、面瘫等。由于肿瘤生长破坏产生的毒性物质影响,以及出血、感染、疼痛等消耗,患者可出现消瘦、贫血等。

2. 临床表现

(1)侵袭性生长,可表现为浸润型、外生型和溃疡型三种。

(2)常伴有表面坏死、溃烂,并伴有恶臭。

(3)侵犯面神经可导致面瘫;侵犯感觉神经可出现疼痛或感觉迟钝;累及骨组织可出现牙松动或病理性骨折;侵犯开闭口肌群可引起张口受限。

(4)颈部可能查及质地硬、固定的肿大淋巴结。

3. 辅助检查

(1)影像学检查:有助于了解病变范围。

(2)活体组织检查:诊断的金标准。

【鉴别诊断要点】

1. 刺激性溃疡 基底部较软,刺激去除后可愈合。

2. 结核性溃疡 可有结核病史或结核患者接触史,病变表面涂片抗酸染色可见结核杆菌。

3. 阿弗他溃疡 病程较短,有自限性,可自行愈合。

【治疗原则及方案】

建议应用手术治疗为主的综合治疗,配合放射治疗、化学治疗和生物治疗等。其中手术治疗和放射治疗可使大部分口腔癌达到愈合。

(高庆红 刘济远)

第五节 颞下颌关节病

一、颞下颌关节紊乱病

【概述】

颞下颌关节紊乱病(temporomandibular disorder, TMD)是口腔颌面部的常见疾病。好发于青中年,20~30岁患病率、发病率最高,女性多于男性。颞下颌关节紊乱病是病因尚不完全清楚且具有相似临床症状的一组疾病的总称。目前,TMD尚无统一的国际分类方法,国内诊断分类方法为:轴Ⅰ,躯体疾病评估;轴Ⅱ,与疼痛相关的功能丧失和心理状况。轴Ⅰ躯体疾病分为咀嚼肌紊乱疾病类、关节结构紊乱疾病类、炎症疾病类和骨关节病(骨关节炎)类。

【诊断要点】

1. 病史 病史较长,可达数年或数十年,常反复发作,具有自限性。

2. 临床表现

(1)下颌运动异常,主要包括开口度异常(过大/过小);开口型异常(偏斜/歪曲);开闭口运动时关节绞锁。

(2)颞下颌关节运动时关节区或周围咀嚼肌的疼痛。一般无自发痛,但在急性滑膜炎等疾病症状发作时也偶有自发痛。部分患者可有肌肉和肌筋膜的疼痛扳机点。

(3)颞下颌关节运动时出现弹响(开口运动中有"咔咔"声)、破碎音(开口运动中有"咔叽"声)或摩擦音(开口运动中有连续的似揉玻璃纸样的声音)。

3. 颞下颌关节紊乱病的分型和分类 目前国内临床中具体分型、分类及诊断要点如下表 1-5-1:

表 1-5-1　颞下颌关节紊乱病的分型、分类和诊断要点

分类	分型	诊断要点
咀嚼肌紊乱疾病类	翼外肌功能亢进	开口末、闭口初的单声、清脆弹响。开口过大,可呈半脱位,单侧患病开口型偏健侧,双侧者无偏斜或偏向肌肉收缩力较弱侧
	翼外肌痉挛	开口及咀嚼食物疼痛,但一般无自发疼痛。开口中度受限,被动开口度较自然开口度大;开口型偏向患侧,乙状切迹及上颌结节后部压痛
	咀嚼肌群痉挛	开口受限明显,开口偏患侧;咀嚼肌附着点有压痛
	肌筋膜痛	局限性持续性钝痛,部位明确,并有压痛点,可有扳机点
关节结构紊乱疾病类	可复性关节盘移位	开口初或中期弹响,开口型先偏患侧后恢复正常,关节结节处压痛。关节 CBCT 及许勒位片见关节前间隙增宽、后间隙变窄,关节造影或 MRI 可证实关节盘移位
	不可复性关节盘移位	患者既往常有弹响史,进而发展为关节绞锁,后弹响消失,出现开口受限、疼痛。开口偏患侧,关节结节处压痛。关节 CBCT 及许勒位片可见前间隙变宽、后间隙变窄;关节造影及 MRI 可证实关节盘不可复性前移
	关节囊扩张及关节盘附着松弛	主要症状和翼外肌功能亢进相似,但开口度更大呈半脱位,甚至出现复发性关节脱位。关节造影见关节囊扩张及关节盘附着松弛
炎性疾病类	滑膜炎及关节囊炎症	非细菌性炎症,反复发作,疾病迁延,关节运动痛,向后上方推下颌疼痛加重
骨关节病类	关节盘穿孔	关节开闭口、前伸、侧方运动时多声破碎音,开口型歪曲,关节区疼痛。关节造影可见关节上下腔交通
	关节骨质退行性变	开闭口运动时连续的摩擦音,可伴随其他各型症状,如开口受限,开口咀嚼疼痛。CBCT 等影像学检查可见骨质硬化、破坏、囊样变及骨赘形成等

【鉴别诊断要点】

1. 颞下颌关节化脓性关节炎　发病急;关节区肿胀,压痛明显,多伴有全身不适。影像学显示关节间隙增宽;关节腔内穿刺可抽出脓性积液。

2. 类风湿关节炎累及颞下颌关节　有明确的类风湿病史或全身多个关节受累;颞下颌关节的疼痛为深部的钝痛;关节腔内积液致咬合紊乱;相关生化检测有助于诊断。

3. 创伤性关节炎　主要表现为颞下颌关节区肿胀、疼痛及开口受限,与创伤程度直接相关。对病史的了解有助于鉴别诊断。

4. 颌面部肿瘤　颞下窝、翼腭窝、上颌窦后壁、鼻咽、腮腺区等部位的恶

性肿瘤,除引起开口困难外,还伴有脑神经症状或其他相关症状。

5. 三叉神经疼痛　主要表现为在三叉神经支配的区域骤然出现闪电样的剧烈疼痛,疼痛性质为电击、针刺、刀割或撕裂样,存在扳机点。发作多在白天,发作时间一般持续数秒、数十秒或几分钟,后又骤然停止。

6. 牙源性疼痛　多为持续性、与冷热刺激有关,可查到有明显的病灶牙。

7. 破伤风　有外伤史(多为盲管外伤或深部刺伤),除因咀嚼肌痉挛和强直引起牙关紧闭和开口困难外,躯体其他肌群的痉挛和强直使患者表现为角弓反张。

【治疗原则及方案】

1. 以保守治疗为主,治疗关节局部症状同时注意改善患者精神状态。

2. 颞下颌关节紊乱病的治疗方法,包括口服药物治疗、物理治疗、𬌗板治疗、关节腔内药物注射、调𬌗、正畸矫治、义齿修复、心理支持治疗、外科手术等。

3. 治疗应循序渐进,先用可逆性保守治疗(口服药物治疗、物理治疗、𬌗板治疗、关节腔内药物注射),然后用不可逆性保守治疗(调𬌗、正畸矫治、义齿修复),最后采用外科手术。

二、颞下颌关节脱位

【概述】

颞下颌关节脱位(dislocation of condyle)是指髁突滑出关节窝,超过关节运动的正常范围,不能自行复位者。按性质分为急性关节脱位和慢性关节脱位;按髁突脱位方向分为前方、后方、上方、侧方脱位。

(一)急性前脱位

急性前脱位(acute anterior dislocation)是临床最常见的颞下颌关节脱位。

【诊断要点】

1. 病史

(1)常有大开口运动如打哈欠、呕吐等诱因。

(2)颞下颌关节部位或下颌骨颏部,尤其是开口状态下,受到外力;或在使用开口器、全麻经口腔插管使用直接喉镜时,开口过大等。

2. 临床表现

(1)下颌运动异常,患者不能闭口;前牙开𬌗、反𬌗,仅磨牙部分接触。

（2）下颌前伸,两颊变平,脸形变长。

（3）耳屏前方触诊有凹陷,在颧弓下可触及脱位的髁突。

3. X线检查　可见髁突位于关节结节前上方。

单侧急性前脱位上述症状表现在患侧,患者开闭口困难,下颌偏向健侧,健侧后牙反𬌗。

【鉴别诊断要点】

髁突颈部骨折　单侧骨折时下颌偏向患侧,双侧骨折时前牙呈开𬌗。X线片可见骨折线,有助于鉴别。

【治疗原则及方案】

及时复位,复位后应限制下颌运动 2~3 周（开口度不宜超过 1cm）。

（二）复发性脱位

复发性脱位（recurrent dislocation）指颞下颌关节前脱位反复发作。

【诊断要点】

1. 病史　颞下颌关节脱位反复发作病史。

2. 临床表现

（1）患者大开口时突然出现下颌骨不能自如运动,临床表现与急性前脱位相同。

（2）患者惧怕关节脱位,常用手托住颏部。

（3）关节造影可见关节囊扩大,关节盘附着松脱。

【治疗原则及方案】

一般可注射硬化剂,无效者可采用外科手术如关节结节增高术、关节结节凿平术、关节囊紧缩术等。

（三）陈旧性脱位

急性前脱位或复发性脱位数周尚未复位者,称为陈旧性脱位。

【诊断要点】

1. 病史　颞下颌关节脱位数周且未复位病史。

2. 临床表现　临床症状与前脱位相同,但下颌可做一定程度的开闭口运动。

【治疗原则及方案】

因陈旧性脱位已有组织学改变,手法复位困难,其治疗以手术复位为主。可全麻下给肌松剂后尝试手法复位,如失败再进行手术复位。术中如不能使髁突完全退回关节窝内,只需将髁突退过关节结节顶点到关节结节后斜面即可,术后配合颌间牵引,数天后可使下颌逐渐回复到牙尖交错位关系。如脱位时间过长,发生纤维粘连,确不能撬动移位的髁突,可切除粘连的髁突。关节复位后应制动 20 天。

三、颞下颌关节强直

【概述】

颞下颌关节强直(ankylosis of temporomandibular joint)指疾病、损伤或外科手术导致的颞下颌关节固定,运动丧失。临床中分为关节内强直和关节外强直。

（一）关节内强直

关节内强直是一侧或双侧关节内发生病变,造成关节内纤维性或骨性粘连,又称真性关节强直。

【诊断要点】

1. 病史　多由关节损伤如颏部对冲伤和邻近器官化脓性炎症如化脓性中耳炎引起。

2. 临床表现

（1）开口困难:进行性开口困难或完全不能开口。纤维性关节内强直可有轻度开口运动。

（2）面下部发育障碍畸形:多发生在儿童。单侧关节强直表现为面部不对称,颏部偏向患侧。患侧面部丰满而健侧扁平、狭长。双侧关节强直时可出现小下颌畸形。

（3）𬌗关系错乱:下颌磨牙倾向舌侧,下颌切牙向唇侧倾斜呈扇形分离。

3. X 线检查　纤维性关节内强直时正常解剖形态消失,关节间隙模糊且密度增高,关节窝及髁突骨质有不规则破坏;骨性关节内强直表现为关节间隙消失,髁突与关节窝融合形成骨球。

【鉴别诊断要点】

关节外强直　有口腔溃烂、上下颌骨骨折、烧伤或放疗史;可见颌间瘢痕;面下部发育畸形轻;咬合错乱程度轻;关节解剖结构正常。

【治疗原则及方案】

手术治疗。手术方法有:①髁突切除术,适用于纤维性强直;②颞下颌关节成形术,适用于骨性强直。

（二）关节外强直

由于上下颌皮肤、黏膜或深层组织病变导致的关节强直称为关节外强直，又称颌间挛缩或假性关节强直。

【诊断要点】

1. 病史　各种颌面部创伤（口腔溃烂、上下颌骨骨折、烧伤）、头颈部恶性肿瘤放射治疗、坏疽性口炎等病史。

2. 临床表现

（1）开口困难：开口困难的程度与瘢痕挛缩的程度正相关。

（2）口腔或颌面部瘢痕挛缩或缺损畸形：颌间挛缩使患者口腔龈颊沟变浅或消失；可触及条索状瘢痕区。坏疽性口炎者则可见面部软组织缺损畸形。

（3）髁突活动减小或消失：多数关节外强直患者开口运动时髁突有轻微动度，侧方运动时更为明显。

3. X线检查　关节解剖结构清晰。部分病例有上颌与下颌支间的间隙缩窄，密度增高。有时可见颌骨间有骨化灶。

【鉴别诊断要点】

关节内强直　有化脓性中耳炎或颏部对冲性关节损伤史；面下部发育畸形严重；殆关系错乱程度严重；X线检查显示关节间隙消失，关节部融合呈球形。

【治疗原则及方案】

手术治疗。原则为切断或切除颌间瘢痕，凿开颌间粘连的骨质。

（梁新华）

第六节　颌面部神经疾患

一、三叉神经痛

【概述】

三叉神经痛（trigeminal neuralgia，TN）又称痛性抽搐，是最常见的面部疼痛性疾病，是指在三叉神经分布区内反复发作的针刺、刀割样剧烈疼痛，患病率为（0.1~0.2）/1000 人，以中老年人多见，女性较多，多数为单侧发生。根据病因分为原发性（先天性）和继发性（症状性）三叉神经痛,根据临床表现又将其分为典型性和非典型性三叉神经痛。

【诊断要点】

1. 分类 临床中通常将三叉神经痛分为原发性（真性或特发性）和继发性（症状性）两种。原发性三叉神经痛无神经系统体征,如三叉神经分布区域的感觉、运动正常,角膜反射无异常,而且应用各种检查并未发现明显和发病有关的器质性病变。而继发性三叉神经痛者由于机体的其他病变如炎症、肿瘤、多发性硬化等疾病侵犯三叉神经所致,此型有明确的病因可查,三叉神经痛只是某种疾病引起的一种临床症状表现,一般除疼痛症状外尚有神经系统体征,如在三叉神经分布区域内存在感觉减退或麻木、角膜反射迟钝或消失、疼痛呈持续性等,并常合并其他脑神经麻痹。

2. 病因 三叉神经痛可发生于三叉神经全程的任何部位,造成三叉神经痛的原因很多,压迫性三叉神经痛最为常见,致病原因包括血管因素和非血管因素,其次是创伤性三叉神经痛,常见于口腔科手术后。

（1）原发性三叉神经痛的病因和发病机制尚不完全明确。

（2）继发性三叉神经痛的病因,可能为颅中窝和颅后窝的颅内病变,如多发性硬化、原发性或转移性颅内肿瘤、鼻源性和耳源性的颅内蛛网膜炎、脑血管动脉瘤等。鼻咽癌、上颌窦癌及各种转移癌等也可导致神经痛。此外,病灶感染如额窦炎、筛窦炎、上颌窦炎、骨膜炎等都可引起继发性三叉神经痛,特别是牙源性病灶更有其特殊意义。

3. 临床表现

（1）三叉神经某分支区域内,骤然发生闪电式的剧痛,疼痛如刀割、针刺、撕裂、烧灼样。

（2）疼痛可自发,也可由轻微的刺激"扳机点"所引起,"扳机点"可能是一个,也可能为两个以上,一般取决于罹患分支的数目。

（3）疼痛规律,发作多在白天,每次发作时间一般持续数秒或者1~2分钟后又骤然停止。

（4）发作间歇期无任何疼痛症状,早期发作次数少,持续时间短,间歇期较长;随着疾病的发展,发作愈来愈频繁,间歇期亦缩短。

4. 检查 明确罹患分支,即查明发生疼痛症状的分支。为明确是原发性三叉神经痛还是继发性三叉神经痛,必须同时检查伴随的其他症状和体征,如感觉、运动和反射的改变。

（1）定分支检查：首先寻找"扳机点"，通过拂诊、触诊、压诊、揉诊，刺激强度由轻至重对"扳机点"按顺序进行检查。常见"扳机点"包括以下区域：

1）眼支：眶上孔、上眼睑、眉、前额及颞部等部位。

2）上颌支：眶下孔、下眼睑、鼻唇沟、鼻翼、上唇、鼻孔下方或口角区、上颌结节或腭大孔等部位。

3）下颌支：颏孔、下唇、口角区、耳屏部、颊黏膜、颊脂垫尖、舌颌沟等处，并须观察在开闭口及舌运动时有无疼痛的发作。

（2）三叉神经功能检查：在定分支检查后，应再进行功能检查，以便了解神经径路是否正常。包括感觉功能、角膜反射、腭反射、运动功能，凡出现上述神经功能性改变者，说明神经径路上有损害，常见为占位性病变，必须进一步检查，以明确诊断。

5. 辅助检查

（1）CT 及 MRI：排除颅内肿瘤及多发性硬化等其他疾病所致继发性三叉神经痛，并可协助确认是否为血管压迫者。

（2）磁共振断层血管成像（MRTA）：较准确的确定压迫部位及责任血管。

【鉴别诊断要点】

1. 非典型面痛　疼痛不局限于某一感觉神经支配区内，不易定位，疼痛范围广泛、深在或弥散。无"扳机点"存在。疼痛发作时常伴有明显的自主神经症状。

2. 牙痛和其他牙源性疾患　三叉神经痛有时可与牙痛相混淆，特别是牙髓炎和髓石所引起的疼痛比较剧烈。但牙髓炎所引起的疼痛为持续性，夜晚疼痛加剧（三叉神经痛时，夜晚疼痛减轻或消失），对冷热刺激敏感，有病灶牙存在。髓石引起的疼痛，多在体位改变或睡下后发生，无"扳机点"存在，亦无周期性发作的特点，X 线片显示在牙髓腔内有结石存在。

有时颌骨内的埋伏牙、颌骨或上颌窦肿瘤的存在，压迫神经时亦可引起神经痛，可行 X 线检查确诊。其他牙源性感染如牙周炎、颌骨骨髓炎，以及拔牙术后创口感染等都能引起颌面部疼痛。但这些疾病所引起的疼痛为持续性、深在性钝痛，有明显病灶可查，疼痛一般不受外界刺激的影响，无"扳机点"存在，除去病灶后疼痛消失。

3. 鼻窦炎　多在流行性感冒后发生，继急性鼻炎之后，可有嗅觉障碍，流大量黏液脓性鼻涕，鼻阻塞。疼痛呈持续性，不如三叉神经痛剧烈，但持续时间长，局部皮肤可有红、肿、压痛及其他炎症表现，如体温升高、白细胞计数增加等。X线片可见鼻窦腔密度增高,呈普遍性模糊阴影,有时可见液平面。抗生素治疗有效。

4. 颞下颌关节紊乱病　临床表现为张口及咀嚼时关节区及其周围肌群出现疼痛,常伴有关节弹响、张口时开口型偏斜、歪曲等症状。颞下颌关节紊乱病一般无自发痛,多在关节后区、髁突及在相应肌和骨质破坏区有压痛。一般在咀嚼及张大口时诱发疼痛。

5. 舌咽神经痛　为舌咽神经分布区域的阵发性剧痛。多见于男性。疼痛性质与三叉神经痛相似,但疼痛部位在咽后壁、舌根、软腭、扁桃体、咽部及外耳道等处。疼痛常因吞咽、讲话而引起,睡眠时也可发作。可应用1%~2%丁卡因喷雾于咽部、扁桃体及舌根部,如能止痛即可确诊。

【治疗原则及方案】

三叉神经痛如属继发性者,应针对病因治疗;如为肿瘤应行肿瘤切除。对原发性三叉神经痛可采取以下几种方法治疗:

1. 药物治疗(首选卡马西平)。

2. 半月神经节射频温控热凝术　将特制电极导入至三叉神经根处,然后通过电极加热破坏神经。

3. 封闭疗法　2%利多卡因或0.5%布比卡因局部及神经干封闭。

4. 注射疗法(无水乙醇或95%乙醇)。

5. 手术疗法(病变性骨腔刮治术、三叉神经周围支切断撕脱术)。

6. 微血管减压术　自耳后小切口入路,通过手术显微镜观察三叉神经根部脑干处的血管分布,移动压迫神经的血管,其作用的关键在于缓解血管压迫,减轻其所致的神经冲动传输异常。

7. 伽马刀　在患者头部安放一个定位框架,构建磁共振图像,继而神经根部接受钴-60产生的γ射线的照射,造成神经延迟损伤,达到缓解三叉神经痛的目的。

二、舌咽神经痛

【概述】

舌咽神经痛(glossopharyngeal neuralgia)是指发生在舌咽神经分布区域的阵发性剧烈疼痛。

【诊断要点】

1. 好发于35~50岁,阵发性剧痛位于扁桃体区、咽部、舌根部、颈深部、耳道深部及下颌后区等处。

2. 疼痛呈间歇性发作,每昼夜的阵痛次数通常是早晨或上午频繁,下午或傍晚逐渐减少。可在睡眠时发作。

3. 发作时患者咽喉部有梗塞感或异物感,故常出现频频咳嗽的症状;可伴有心律不齐,甚至心跳停搏;并可引起昏厥、抽搐和癫痫发作;有时还出现喉部痉挛感及唾液分泌过多等症状。

4. 吞咽、咀嚼、打哈欠、咳嗽均可诱发疼痛。

【鉴别诊断要点】

1. 三叉神经痛　疼痛部位及表现相似,易互相误诊,鉴别点如下:

(1)舌咽神经痛位于舌咽神经分布区,疼痛较深在,三叉神经痛位于三叉神经分布区、疼痛较浅表;

(2)舌咽神经痛患者会在夜间痛醒,三叉神经痛基本不影响睡眠;

(3)舌咽神经痛发作时常伴有心悸、心率减慢、血压偏低等特殊体征,三叉神经痛患者无此特点,反而血压有升高的可能;

(4)相应的封闭治疗有效。

2. 喉上神经痛　疼痛部位起自甲状软骨与舌骨韧带的后外侧,疼痛部位位于喉部、舌根及耳部。"扳机点"在梨状窝,说话、吞咽也可诱发,但用 1% 丁卡因涂梨状窝或用 2% 利多卡因在舌骨大角处封闭治疗可止痛。

3. 膝状神经节痛　常伴有面瘫、耳鸣、耳聋及眩晕。发作后耳屏前、乳突区及咽前柱等处可出现疱疹,疼痛呈持续性。膝状神经节痛者,在咀嚼、说话及吞咽时不诱发咽部疼痛,但在叩击面神经时可诱起疼痛发作,无扳机点。

4. 蝶腭神经节痛　为面部下方疼痛,可波及耳部及眼眶,但常伴有打喷嚏、流泪、流涕、畏光及眩晕,疼痛发作无明显诱因,也无扳机点。

5. 继发性舌咽神经痛　颅底、鼻咽部及小脑脑桥角肿物或炎症等病变均可引起舌咽神经痛,但多呈持续性痛伴有其他脑神经障碍或其他的神经系局限体征。颅底拍 X 线片,头颅 CT 扫描及 MRI 等检查有助于病因诊断。

【治疗原则及方案】

1. 药物治疗　用 0.5% 丁卡因表面喷雾麻醉,可获得短时的止痛效果。对发作时伴有心动过缓、心跳停搏、晕厥、抽搐者,可给予阿托品 0.5~1.0mg 静脉注射,或以颠茄酊 0.5ml 口服以预防。

2. 封闭疗法　可用 1%~2% 的利多卡因 5~10ml(可加维生素 B_{12}、维生素 B_1)注射于患侧舌根部、扁桃体窝或咽壁的"扳机点"周围或舌咽神经干。

3. 手术疗法　对保守治疗无效者可行手术治疗,包括颅外舌咽神经干切断术或颅内舌咽神经根切断术,但应十分慎重和严格掌握适应证。

4. 病因治疗　如属继发性舌咽神经痛,应查明原因进行治疗。注意有无扁桃体、鼻咽及喉肿瘤、颅底肿瘤等。此外,还应检查是否有茎突过长和茎突舌骨韧带骨化的存在。

三、茎突过长综合征

【概述】

茎突过长综合征(long styloideus syndrome)是由于茎突过长而引起咽部疼痛或感觉异常。好发于青壮年。缓慢发病,病史可由数月至数年。

【诊断要点】

1. 临床表现

(1)一侧咽部疼痛、吞咽时加重,疼痛可放射至头颈部和面部。

(2)患侧咽部有明显的异物感,如鱼刺感、牵拉感等,吞咽时更为明显。

(3)疼痛在说话、转头时加重,当头前倾或转颈时可引起剧烈咳嗽。

2. 诊断

(1)发病缓慢,也有在感冒后突然发生者,有些患者在发病前有扁桃体摘除或拔牙史。

(2)触诊扁桃体窝处,可触及骨样条索状硬物,并可诱发咽痛。

(3)拍茎突正、侧位 X 线片可显示茎突过长或弯曲。

【治疗原则及方案】

手术截除过长的茎突。

四、面神经麻痹

(一)贝尔麻痹

【概述】

贝尔麻痹(Bell palsy)系指临床中不能肯定病因的不伴有其他体征或症状的单纯性周围面神经麻痹。一般认为经过面神经管的面神经部分发生急性非化脓性炎症所致。

【诊断要点】

1. 临床表现

(1)贝尔面瘫起病急骤,且少自觉症状;或者自己并无感觉而为他人首先所观察。

（2）不伴有其他症状或体征的突发性单侧面瘫。

（3）口角下垂、健侧向上歪斜；上下唇因口轮匝肌瘫痪而不能紧密闭合，故发生饮水漏水、不能鼓腮、吹气等功能障碍。

（4）上下眼睑不能闭合；用力紧闭时，眼球转向外上方；易患结膜炎。

（5）前额皱纹消失、不能蹙眉。

2. 检查　面瘫的症状取决于损害的部位。如发生在茎乳孔外，一般都不发生味觉、泪液、唾液、听觉等方面的变化。但如同时出现感觉功能与副交感功能的障碍时，则所出现的症状对损害的发生部位具有定位意义。因此，临床中应进行以下检查：

（1）味觉检查：伸舌用纱布固定，擦干唾液后，以棉签蘸糖水或盐水涂于患侧的舌前 2/3，叮嘱患者对有无味觉以手示意，但不要用言语回答，以免糖（盐）水沾至健侧而影响检查结果。由于舌背边缘区域的几个部位对不同的味觉具有相对的敏感性，因此，如用甜味检查可涂于舌尖；稍偏后对咸味敏感，依次向后则为酸味与苦味。味觉的敏感性虽有个体差异，但左右两侧一般相同。

（2）听觉检查：主要是检查镫骨肌的功能状态。以听音叉（256Hz）、手表音等方法，分别对患侧与健侧进行由远至近的比较，以了解患侧听觉有无改变。听觉的改变是由于镫骨肌神经麻痹后，失去了与鼓膜张肌神经（由三叉神经支配）的协调平衡，于是使镫骨对前庭窗的振幅减小，造成低音性过敏或听觉增强。

（3）泪液检查（Schirmer 试验）：目的在于观察膝状神经节是否受损。用滤纸两条（每条为 0.5cm × 5cm），一端在 2mm 处弯折。将两纸条分别安置在两侧下睑结膜囊内做泪量测定。正常时，在 5 分钟末时滤纸沾泪长度（湿长度）约为 2cm。由于个体差异湿长度可以变动，但左右眼基本相等。如膝状神经节以上岩大神经受损害，则患侧泪量显著减少。但是，由于患侧的泪运动障碍，故积留于结膜囊内的泪液增加，为防止出现可能的湿度增加的偏差，故必须在放置滤纸条的同时，迅速将两眼所积滞的泪液吸干。

【鉴别诊断要点】

本病应与中耳炎、损伤、听神经瘤、腮腺疾患等引起的面神经麻痹以鉴别。需注意有无耳流脓史、外伤史、听觉障碍、腮腺病变等特点。

【治疗原则及方案】

贝尔面瘫的治疗可分急性期、恢复期、后遗症期三个阶段来考虑。

1. 急性期　起病 1~2 周内为急性期。此阶段主要是控制组织水肿,改善局部血液循环,减少神经受压。应用糖皮质激素联合抗病毒药物治疗效果最佳。此外,为促进神经髓鞘修复,给予维生素肌注。可做理疗,给予超短波透热疗法或红外线照射茎乳孔部。可做局部热敷,肌按摩。注意保护眼睛,以防引起暴露性结膜炎。

2. 恢复期　第 2 周末至 1~2 年为恢复期。此期的治疗主要是尽快使神经传导功能恢复和加强肌收缩,除可继续给予维生素外,可给予烟酸、地巴唑等。可给予面部肌电刺激、电按摩等。恢复期可根据病情进行面肌的被动和主动锻炼。

3. 后遗症期　2 年后面瘫仍不能恢复者可按永久性面神经麻痹处理。

4. 预后　贝尔面瘫约 80% 的病例可在 2~3 个月内恢复。轻症病例多无神经变性,经 2~3 周后即可开始恢复,于 1~2 个月内可痊愈;神经部分变形者,需 3~6 个月恢复,更严重者恢复缓慢或不恢复。目前判断面瘫预后优劣的较好方法是采用肌电图与电兴奋性检测。

（二）永久性面神经麻痹

【概述】

永久性面神经麻痹(permanent facial paralysis)是指由于肿瘤压迫或累及面神经、外伤和手术意外损伤面神经等所引起的不可逆的面神经麻痹。

【诊断要点】

1. 病因

（1）颅内肿瘤、中耳炎、颞骨手术或外伤损伤面神经。

（2）颌面部外伤、火器伤以及颌面部血管瘤、淋巴管瘤及腮腺的恶性肿瘤等因手术不可避免的损伤。

（3）少数贝尔面神经麻痹经治疗无效,也可后遗永久性面神经麻痹。

2. 临床表现

（1）临床症状与其他原因所致的中枢性或周围性面神经麻痹相同。

（2）面部表情肌功能未能恢复。

（3）肌电仪和电兴奋性测验物反应不出现点位变化,表明神经已经变性。

【治疗原则及方案】

永久性面瘫的治疗方法主要是手术治疗。

（1）神经吻合术:当神经受外伤或因手术需要损伤时,而且神经无缺损或缺损不大、直接缝合后无明显张力者,均应立即行神经端端直接吻合术。先找出两断端,以锋利之刀片垂直切去残端少许,露出正常神经轴索,拉拢两断端,使轴索正确对合后,一般缝合 3~4 针;神经直径过小者,可缝 1~2 针。

（2）神经游离移植术:主要是自体神经移植。适用于因损伤或手术后造成面神经部分缺损者。用于移植的神经常采用耳大神经和腓肠神经,亦有采用股内侧皮神经前支、股外侧皮神经等。切取神经的长度应比实际缺损长 15% 左右,这是因为切下后的神经发生短缩之故。对于晚期损伤性或手术后面瘫的病例,必须在远端面神经的神经肌组织接头处尚未变性之前手术,才能收到效果。

五、面肌痉挛

【概述】

面肌痉挛（facial spasm）又称面肌抽搐症,为阵发性不规则半侧面部肌群不自主抽搐或痉挛。通常发生于一侧面部,以眼、口角部多见。本病为缓慢的一种疾病,一般不会自愈。

【诊断要点】

1. 原发性面肌痉挛多发生于中年以后,女性多于男性。

2. 疾病早期,抽搐多先从眼轮匝肌开始,呈间歇性,以后逐渐扩展至同侧其他颜面肌,其中以口角肌的抽搐最为明显。

3. 肌抽搐的程度轻重不等,当精神紧张或疲倦时加重,睡眠时停止发作。

4. 少数病例中抽搐发作时,伴有面部轻度疼痛,个别病例尚可出现头痛、患侧耳鸣等。

5. 有的可伴有同侧舌前味觉改变,神经系统检查无其他阳性体征。

6. 晚期病例可伴有面肌轻度瘫痪。

【鉴别诊断要点】

1. 继发性面肌痉挛　颅内疾患如脑桥小脑三角肿瘤、脑干脑炎、延髓空洞症、颅脑损伤均可出现面肌抽搐。但往往伴有其他脑神经损害症状,如同侧的面痛及面部感觉减退,听力障碍等。

2. 癔症性眼睑痉挛　常见于中年以后的女性患者,但多发生于两侧,仅发生于眼睑肌的痉挛,颜面下部肌正常。

3. 三叉神经痛　为面部阵发性剧痛,发作时有的可伴有面肌痉挛。面肌痉挛一般不伴有疼痛,晚期病例虽有时可有疼痛,但程度轻微。

4. 舞蹈病及手足徐动症　可出现面肌不自主运动,但均为双侧性,且同时伴有四肢的不自主运动。

【治疗原则及方案】

1. 药物治疗

(1) A 型肉毒毒素注射是目前首选治疗方法,简便易行,效果好。

(2) 可应用各种镇静、抗焦虑、抗癫痫等药物,如地西泮、卡马西平、苯巴比妥、氯氮䓬、苯妥英钠等对部分病例有效。

2. 封闭疗法　在面神经颅外主干及分支周围,选择性应用维生素 B_1、维生素 B_{12} 加 2% 利多卡因封闭,可获得一定效果。

3. 乙醇注射法　症状严重的个别病例可考虑用浓度为 50% 的乙醇注射于面神经分支上,以阻断和破坏神经传导,从而使面肌痉挛减轻或消失。

4. 射频温控热凝治疗　将特制电极插入茎乳孔周围,然后通过电极加热破坏面神经总干,温度以 70℃ 为宜,使达到面部的表情肌轻度瘫痪,并保留面神经的部分功能。

六、流涎症

【概述】

流涎症(salivation)又称唾液外溢症,是指唾液分泌增多及外溢,分为生理性和病理性两种。

【诊断要点】

1. 病因

(1) 生理性流涎症:婴幼儿唾液分泌增多、外溢,是由于对吞咽的调节活动尚不健全,以及在牙萌出时对三叉神经的反射性刺激所致。

(2) 病理性流涎症:可能由中枢神经系统疾病所引起。此外,面神经麻痹和口腔黏膜炎症也可导致唾液外溢。面颊部外伤也可导致流涎,可因组织缺损或因暂时性功能障碍所致。

2. 临床表现

(1) 唾液持续外溢。睡眠时,唾液可能流入气管,引起咳嗽,甚至引起吸入性肺炎。

(2) 病理性流涎症患者表现为面容不正常,表情呆滞,言语不清等症状与体征。

【治疗原则及方案】

1. 生理性流涎一般不需处理。

2. 由可逆性疾病引起者,如口炎、损伤等,应以治疗原发病为主。

3. 轻度唾液外溢者可用抗胆碱类药物治疗。

（郑晓辉）

第二章

口腔外科操作常规

第一节　口腔局部麻醉

一、表面麻醉

【概述】

表面麻醉亦称涂布麻醉,是将麻醉剂涂布或喷射于手术区表面,麻醉药物被吸收而使末梢神经麻痹,以达到痛觉消失的效果。

【适应证】

1. 表浅黏膜下脓肿切开引流。

2. 松动乳牙拔除。

3. 气管插管前黏膜表面麻醉。

4. 口腔科(注射)恐惧患者注射前的表面麻醉。

【禁忌证】

麻药过敏者禁用。

【常用麻药】

1. 2% 盐酸利多卡因;

2. 盐酸甲哌卡因;

3. 0.5% 丁卡因凝胶。

【操作步骤】

1. 将麻醉剂直接涂布或喷射于手术区表面。

2. 待麻药起效后进行手术。

二、浸润麻醉

【概述】

浸润麻醉是将局麻药注入组织内,以作用于神经末梢,使之失去传导痛觉的能力而产生麻醉效果。

【适应证】

1. 上颌及下颌前牙、前磨牙区牙及牙槽突手术。

2. 皮肤表浅小肿物的切除,活检术。

3. 皮肤、黏膜伤口清创缝合。

【禁忌证】

麻药过敏者禁用;不合作患者慎用。

【常用麻药】

1. 2% 盐酸利多卡因注射液;

2. 盐酸甲哌卡因注射液;

3. 0.5% 布比卡因注射液。

【操作步骤】

1. 患者坐位,口内注射者适度张口。

2. 牵开口腔黏膜暴露注射点。

3. 注射点局部皮肤或黏膜消毒。

4. 在伤口(切口)周围正常皮肤或黏膜进针。

5. 注射针刺入黏膜直达骨面,退针 0.2cm 左右缓慢注入麻药。

【注意事项】

1. 下颌后牙颊侧及上颌后牙腭侧因骨皮质较厚,一般不适宜行浸润麻醉。

2. 肿瘤活检术尽量不使用局部浸润麻醉。

三、阻滞麻醉

【概述】

阻滞麻醉是将局麻药物注射到神经干或其主要分支附近,以阻断神经末梢传入的刺激,使被阻滞的神经分布区域产生麻醉效果。

(一)上颌神经阻滞麻醉(口内法)

【适应证】

1. 上颌窦手术。

2. 高位埋伏上颌第三磨牙拔除术。

3. 上颌骨部分切除术；上颌骨骨折复位或上颌骨畸形矫正手术。

4. 因局部炎症而不宜进行眶下神经阻滞或浸润麻醉时。

5. 鉴别诊断第二支三叉神经痛。

【禁忌证】

麻药过敏及不合作患者禁用。

【常用麻药】

2% 盐酸利多卡因注射液。

【操作步骤】

1. 患者头后仰，大张口，暴露上颌腭侧。

2. 注射点局部皮肤或黏膜消毒。

3. 注射针自对侧斜刺入腭大孔，注入少量麻药。

4. 待麻药显效后将注射器移至同侧，仔细探查并进入翼腭管，并与上颌平面成 45°，向上、后缓慢进针 3cm，回抽无血注入麻药 2~3ml。

【麻醉区域及效果】

可麻醉整个上颌神经分布区，包括同侧整个上颌骨及同侧鼻、下睑、上唇和软、硬腭。

【注意事项】

1. 可因损伤血管而造成深部血肿，有时有断针的危险，应加以注意。

2. 注射点未严格消毒，可引起深部感染，应予以特别注意。

3. 上颌神经阻滞麻醉时可产生明显疼痛，注射前应与患者充分沟通。

（二）下颌神经阻滞麻醉

【适应证】

1. 面部疼痛的诊断和鉴别诊断，如非典型面痛、三叉神经痛等。

2. 同侧下颌骨手术。

【禁忌证】

麻药过敏及不合作患者禁用。

【常用麻药】

2% 盐酸利多卡因注射液。

【操作步骤】

1. 患者坐位，头稍后仰。

2. 用 21 号长注射针套上消毒橡皮片，以颧弓下缘与下颌切迹中点为刺入点,与皮肤垂直进针,直抵翼外板。

3. 将橡皮片固定于距皮肤 1cm 处标记深度,然后退针至皮下,重新使注射针向后、上、内偏斜 15°,推进至标记的深度,针尖即达颞下窝上壁后内份卵圆孔附近,回抽无血,注射麻药 3~4ml。

【麻醉区域及效果】

可麻醉同侧下颌牙、舌、口底、下颌骨及颌周组织,升颌肌群和颞部皮肤等。

【注意事项】

注意翼丛出血及深部可能出现的感染。

(三)眶下神经阻滞麻醉(口外法)

【适应证】

1. 同侧上颌切牙、尖牙及前磨牙的拔除。

2. 上颌骨前份牙槽突修整及囊肿摘除、唇裂整复等手术。

【禁忌证】

麻药过敏及不合作患者禁用。

【常用麻药】

2% 盐酸利多卡因注射液。

【操作步骤】

1. 患者坐位,头稍后仰。

2. 注射点局部皮肤消毒。

3. 左手示指扪及眶下缘,右手持注射器,注射针自同侧鼻翼旁约 1cm 处刺入皮肤。

4. 注射针与皮肤成 45°,向上、后、外进针约 1.5cm,刺入眶下孔,注射麻药 2ml。

【麻醉区域及效果】

可麻醉同侧下睑、鼻、眶下区、上唇、上颌前牙、前磨牙以及这些牙的唇(颊)侧的牙槽突、骨膜、牙龈和黏膜等组织。

【注意事项】

1. 有时针尖低至骨面不能进入眶下孔,可注射少量麻药,使局部无痛感后再仔细寻找眶下孔,直到感觉阻力消失,表示已进入孔内。

2. 注射针进入眶下孔不可过深,以防进入眶内。

（四）上牙槽后神经阻滞麻醉

【适应证】

上颌磨牙的拔除以及相应的颊侧牙龈、黏膜和上颌结节部的手术。

【禁忌证】

麻药过敏及不合作患者禁用。

【常用麻药】

2% 盐酸利多卡因注射液。

【操作步骤】

1. 患者坐位，头微后仰，上颌𬌗平面与地面成 45°，半张口。

2. 用口镜将口颊向后上方牵开，暴露进针点。

3. 注射点局部黏膜消毒。

4. 以上颌第二磨牙远中颊侧根部前庭沟作为进针点。

5. 注射针与上颌牙长轴成 45°，从上述进针点进针并向后上方刺入。

6. 针尖沿上颌结节弧形表面滑动，深约 2cm。

7. 回抽无血，注射麻药 2ml。

【麻醉区域及效果】

可麻醉除第一磨牙近中根外的同侧磨牙、牙槽突及其颊侧的牙周膜、骨膜、牙龈、黏膜等。

【注意事项】

针尖刺入不宜过深，以免刺破上颌结节后方的翼静脉丛而引起血肿。

（五）腭大神经阻滞麻醉

【适应证】

上颌前磨牙、磨牙拔除术的腭侧麻醉。

【禁忌证】

麻药过敏及不合作患者禁用。

【常用麻药】

2% 盐酸利多卡因注射液。

【操作步骤】

1. 患者头后仰，大张口，上颌𬌗平面与地面成 60° 角。

2. 以腭大孔的表面标志为进针点（上颌第三磨牙腭侧龈缘至腭中线弓行凹面连线的中点）。

3. 注射点局部黏膜消毒。

4. 注射针在进针点稍前处刺入腭黏膜,向后上方推进至腭大孔,注射麻药 0.3~0.5ml。

【麻醉区域及效果】

可麻醉同侧磨牙、前磨牙腭侧黏骨膜、牙龈以及牙槽突等组织。

【注意事项】

1. 注意注射麻药不可过量。

2. 注射点不可偏后,以免同时麻醉腭中、腭后神经,引起软腭、腭垂麻痹不适而至患者恶心呕吐。

（六）鼻腭神经阻滞麻醉

【适应证】

上颌前牙及牙槽突手术的腭侧麻醉。

【禁忌证】

麻药过敏及不合作患者禁用。

【常用麻药】

2% 盐酸利多卡因注射液。

【操作步骤】

1. 患者头向后仰,大张口。

2. 以腭前孔（切牙孔）为进针点（左右尖牙腭侧龈缘连线与腭中线的交点）。

3. 注射点局部黏膜消毒。

4. 注射针自腭乳头侧缘刺入黏膜,然后将针摆向中线,使之与中切牙长轴平行,向后上方推进 0.5cm 进入腭前孔,注射麻药 0.3~0.5ml。

【麻醉区域及效果】

可麻醉两侧尖牙腭侧连线前方的牙龈、腭侧黏骨膜和牙槽突。

【注意事项】

该部组织致密,注射麻药时阻力较大,应注意注射针头脱落。

（七）下牙槽神经阻滞麻醉

【适应证】

下颌牙及牙槽突手术唇颊侧麻醉。

【禁忌证】

麻药过敏及不合作患者禁用。

【常用麻药】

2% 盐酸利多卡因注射液。

【操作步骤】

1. 患者大张口,下颌𬌗平面与地面平行。

2. 进针点为翼下颌韧带中点与颊脂垫尖连线的中点。

3. 注射点局部黏膜消毒。

4. 注射器放置对侧口角,与中线成 45°。

5. 按上述进针点进针,推进约 2.5cm 左右,抵至骨面,回抽无血,注射麻药。

【麻醉区域及效果】

可麻醉同侧下颌骨、下颌牙、牙周膜、前磨牙至中切牙唇(颊)侧牙龈、黏骨膜及下唇部。

【注意事项】

1. 下颌支宽度较大者进针深度应增加。

2. 下颌骨弓越宽,注射针筒应尽量往对侧磨牙区后方靠。

3. 下颌角的角度越大,进针点应适当上移。

(八)舌神经阻滞麻醉

【适应证】

下颌牙及牙槽突手术舌侧麻醉。

【禁忌证】

麻药过敏及不合作患者禁用。

【常用麻药】

2% 盐酸利多卡因注射液。

【操作步骤】

1. 患者大张口,下颌𬌗平面与地面平行。

2. 进针点为翼下颌韧带中点与颊脂垫尖连线中点。

3. 注射点局部黏膜消毒。

4. 注射器放置对侧口角,与中线成 45°。

5. 按上述进针点进针,推进约 2.5cm 左右,抵至骨面。

6. 将注射针后退 1cm 回抽无血后,注射麻药 1ml 即可麻醉舌神经。

【麻醉区域及效果】

可麻醉同侧下颌舌侧牙龈、黏骨膜、口底黏膜及舌前 2/3 部分。

(九)颊神经阻滞麻醉

【适应证】

下颌后牙及牙槽突手术颊侧牙龈、黏骨膜附加麻醉。

【禁忌证】

麻药过敏及不合作患者禁用。

【常用麻药】

2% 盐酸利多卡因注射液。

【操作步骤】

1. 患者大张口,下颌殆平面与地面平行。

2. 进针点为翼下颌韧带中点与颊脂垫尖连线中点。

3. 注射点局部黏膜消毒。

4. 注射器放置对侧口角,与中线成 45°。

5. 按上述进针点进针,推进约 2.5cm 左右,抵至骨面。

6. 将针尖退至肌层、黏膜下注射麻药 1ml 即可麻醉颊神经。

【麻醉区域及效果】

可麻醉同侧下颌磨牙的颊侧牙龈、黏骨膜,同侧颊部黏膜、肌和皮肤。

（十）下牙槽、舌、颊神经一次性口内注射阻滞麻醉

【适应证】

下颌牙及牙槽突手术的唇颊舌侧一次性麻醉。

【禁忌证】

麻药过敏及不合作患者禁用。

【常用麻药】

2% 盐酸利多卡因注射液。

【操作步骤】

1. 进针点为翼下颌韧带中点与颊脂垫尖连线中点。

2. 注射点局部黏膜消毒。

3. 患者大张口,注射器置于对侧口角,刺入进针点,进针 2~2.5cm,针尖抵至骨面,回抽无血注射麻药 2ml,将注射针回退少许再注射麻药 1ml,然后再将注射针后退至黏膜下继续注射麻药 1ml。

【麻醉区域及效果】

可同时麻醉下牙槽、舌、颊三条神经支配区域。

【注意事项】

同下牙槽神经阻滞麻醉。

第二节　口腔颌面部清创缝合术

【概述】

口腔颌面部清创缝合术是指对口腔颌面部损伤患者进行的外科手术,通过冲洗、清理伤口并加以缝合,达到促进颌面部组织的愈合和预防伤口感染的目的。

【适应证】

口腔颌面部软组织损伤。

【禁忌证】

全身情况较差,合并颅脑胸腹等部位严重损伤未处理者。

【操作步骤】

1. 麻醉　根据不同损伤部位采用恰当的麻醉方法。

2. 冲洗伤口

(1)先用消毒纱布盖住伤口,用肥皂水、外用盐水洗净伤口周围皮肤。

(2)用生理盐水及过氧化氢溶液交替冲洗伤口,尽可能清除伤口内的大块凝血块、坏死组织、组织碎片和异物等。

3. 清理伤口

(1)伤口冲洗后,行术区皮肤消毒,铺巾,清创。

(2)尽可能保留颌面部组织的前提下清除已坏死组织,将创缘修整规则。

(3)尽可能去除伤口内的异物。

4. 缝合伤口

(1)伤口得到充分清理后对创口行严密缝合。

(2)对有可能发生感染者,可在伤口内放置引流条。

【注意事项】

1. 颌面部血运丰富,组织再生能力强,即使在伤后 24~48 小时内,均可在清创后严密缝合,甚至可超过 48 小时,只要伤口没有明显化脓感染或组织坏死,在充分清创后仍可以做严密缝合。

2. 冲洗伤口时应最大程度清除伤口异物,这是创口一期愈合及减少并发症的前提。

3. 颌面部损伤涉及患者的美观,清创时应尽量保留颌面部软组织,对唇、舌、鼻、耳及眼睑等重要部位的撕裂伤,即使大部分游离,只要没有感染和坏死,应尽量保留,争取原位缝合。

4. 颌面部重要组织较多,清创时应注意探查有无面神经损伤、腮腺导管损伤以及有无骨折发生等,特别是面颊部及腮腺咬肌区损伤时,如有这些结构损伤,应争取在清创后一期进行修复。

5. 对已发生明显感染的伤口不应初期缝合,可采取局部湿敷,待感染控制后再行处理。

6. 缝合伤口时,要先关闭与口、鼻腔和上颌窦等腔窦相通的伤口。对裸露的骨面应争取用软组织覆盖。伤口较深者要分层缝合,消灭死腔。

7. 面部皮肤的缝合要用小针细线,创缘要对位平整,缝合后创缘要略外翻。

8. 唇、鼻、眼睑等重要部位特别要细致缝合。

9. 如有组织缺损、移位或因水肿、感染,清创后不能做严密缝合时,可先做定向拉拢缝合,使组织尽可能恢复或接近正常位置,待感染控制后和消肿后再做进一步缝合。

第三节　口内小脓肿切开引流术

【概述】

口内炎性病灶已化脓并形成脓肿后,应及时对脓肿进行切开,引流脓液,并开放脓腔,以达到缓解局部压力造成的疼痛,使脓液和腐败坏死物迅速排出体外,消炎解毒,预防炎症扩散的目的。

【适应证】

1. 智齿冠周炎脓肿形成。

2. 牙槽脓肿及牙周脓肿。

【操作步骤】

1. 切开部位黏膜局部麻醉。

2. 脓肿低位切开、引流。

3. 生理盐水冲洗。

4. 放置引流条。

【注意事项】

1. 口内切开引流应直接切开至脓腔。

2. 必要时内科配合病灶牙治疗。

3. 每日复诊冲洗伤口,更换引流条,直至伤口无脓性分泌物。

第四节 间隙感染切开引流术

【适应证】

1. 炎症病灶已化脓并形成脓肿,皮肤表面发红、光亮,触诊有波动感。

2. 深部脓肿穿刺及脓者。

3. 脓肿已破溃而引流不畅时。

4. 局部炎症明显,病情发展迅速,全身有明显中毒症状者。

5. 多间隙感染,出现呼吸困难及吞咽困难者。

【操作步骤】

1. 切开部位局部麻醉,必要时行全身麻醉。

2. 脓肿低位切开。

3. 分离扩大引流口。

4. 冲洗引流创口。

5. 放置引流物,如橡皮引流条或引流管,必要时可使用碘仿纱条。

【注意事项】

1. 切口应尽量选择在愈合后瘢痕隐蔽的位置,首选口内切口。

2. 口外切口应避开面部重要组织,如面神经、血管和唾液腺导管等。

3. 应避免在不同组织层次中形成多处腔隙或通道,以减少感染扩散,保证引流通畅。

4. 面部危险三角区的脓肿切口后,严禁挤压,以防感染向颅内扩散。

5. 必要时,应配合全身抗感染治疗。

6. 炎症好转后应及时清除病灶。

(吴云龙)

第五节　口腔病变活检术

一、切除活检

【概述】

切除活检一般适用于范围较小的病变,是一种可以完整切除病变的手术方法。

【适应证】

可完整切除的小型病变或淋巴结,如下唇的黏液腺囊肿和抗结核治疗效果不明显的淋巴结等。

【禁忌证】

1. 炎症急性期。

2. 病损范围过大,不能完整切除者。

3. 怀疑有淋巴结转移或远处转移的病损。

4. 与重要的神经血管关系密切,且怀疑有局部浸润、粘连的病损。

【操作步骤】

1. 体位　患者采取坐位,调节牙椅至常规体检位置,充分暴露手术区域。

2. 麻醉　局部阻滞或浸润麻醉。

3. 手术步骤

（1）根据美容整形外科要求,设计手术切口,切取楔状组织。

（2）立即放入 10% 甲醛液中固定。

（3）缝合切口。

【注意事项】

1. 勿使用染料类消毒剂消毒,以免影响组织染色。

2. 勿用电刀取材,以免组织变性。

3. 勿钳夹挤压组织块,以免组织细胞变形。

二、切取活检

【概述】

切取活检是临床中最为常用的一种活检方法,即通过切取部分病变组织,进而了解病情,辅助制订后续手术方案的手术方式。

【适应证】

1. 临床中不能明确诊断、性质不清的肿块。

2. 某些分型不明确的良、恶性肿瘤。

3. 不明原因、经久不愈的溃疡。

4. 需要明确诊断的某些口腔黏膜疾患。

5. 口腔黏膜斑块类疾病,为明确上皮异常增生程度以及是否癌变者。

【禁忌证】

1. 血管性肿瘤或血管畸形。

2. 恶性黑色素瘤。

3. 腮腺肿瘤。

4. 炎症急性期。

【操作步骤】

1. 体位　患者采取坐位,调节牙椅至常规体检位置,充分暴露手术区域。

2. 麻醉　局部阻滞或浸润麻醉。

3. 手术步骤

(1)在肿瘤边缘与正常组织交界处切取一块楔状组织。

(2)立即放入10%甲醛液中固定。

(3)缝合切口。

【注意事项】

1. 组织块应包括部分周围正常组织,不能局限在坏死组织内部,具有足够大小及一定厚度,一般来说,肿瘤标本不小于1cm×0.5cm,黏膜病组织块不小于0.6cm×0.2cm。

2. 勿使用染料类消毒剂消毒,以免影响组织染色。

3. 勿用电刀取材,以免组织变性。

4. 勿钳夹挤压组织块,以免组织细胞变形。

5. 在活检手术之前,应制订完整的治疗计划,否则,可以考虑延缓活检手术,以免活检刺激引起病情发展加速。

三、穿刺活检

【概述】

穿刺活检是一种常用的辅助检查手段,具有简便、易行、直观等优点。可以通过对内容物的穿刺抽吸,了解内容物的颜色、性状、性质等,进而协助诊断。

【适应证】

非表浅肿块性病变。

【禁忌证】

1. 颈动脉体瘤。

2. 动脉瘤。

【操作步骤】

1. 体位 患者采取坐位,调节牙椅至常规体检位置,充分暴露手术区域。

2. 麻醉 可以不用麻醉或局部表面麻醉。

3. 手术步骤

(1)严格消毒。

(2)选择适宜大小的针头,穿刺检查:6 号针头,主要用于唾液腺肿瘤和某些深部肿瘤的检查;7 号针头,主要用于血管瘤的检查;8 号或 9 号粗针,主要用于脓肿的检查。

(3)穿刺物送病理检查、涂片检查或细菌培养。

【注意事项】

1. 注意进针深度和方向,以免损伤正常的组织和结构。

2. 尽量避免肿瘤细胞的种植性残留。

四、超声引导穿刺活检

【概述】

超声引导穿刺是在实时超声的监视或引导下,完成穿刺活检的操作。超声引导穿刺活检是一种安全、快速、微创获得病理诊断的方法。

【适应证】

位置深,粘连融合,毗邻神经、血管等重要解剖结构,手术难度大,不适于常规活检的肿块。

【禁忌证】

血管性肿瘤或血管畸形以及恶性黑色素瘤等常规切取活检的禁忌肿物。

【操作步骤】

1. 体位 根据取材部位选择合适体位,充分暴露穿刺的位置。

2. 麻醉 局部浸润麻醉。

3. 手术步骤

（1）确定穿刺点，调节进针角度。

（2）安装穿刺架，将穿刺针刺入皮下或肌层固定。

（3）把穿刺针杆嵌入导向器上的针槽，在彩超动态监视引导下调整方向，使穿刺针进入预定的取检部位。

（4）扣动扳机释放活检枪，枪响后，确认活检针已进入病变内。

（5）退出切割针，将槽内组织放入滤纸上，为保证取材效果，通常需多点进针。

（6）将活检组织放入 10% 甲醛液中固定，送检。

（7）观察伤口有无出血，再次超声检查明确有无出血、血肿等并发症，最后敷料加压包扎。

【注意事项】

1. 严格消毒，防止术后感染。

2. 进针点应避让重要的脏器、血管。

3. 部分活检组织松脆，取材标本破碎不佳，可以多点进针。

4. 术中使用长度取样，以保证取材大小满足活检要求。

5. 穿刺肿块以实体瘤为宜，囊性液化坏死病变常无法取到合格的组织。

6. 不能局限在病变组织内部取材，穿刺得到的组织块应包括部分周围正常组织，彩色多普勒显示点状血流信号丰富的区域也应该重点取材。

第六节　牙龈瘤切除术

【概述】

牙龈瘤患者通过手术方法治疗，即选择在局麻下彻底手术切除，防止复发。

【适应证】

1. 纤维性牙龈瘤。

2. 血管性牙龈瘤。

3. 巨细胞性牙龈瘤。

【禁忌证】

1. 妊娠期妇女。

2. 有全身系统性疾病,包括高血压、冠心病急性发作等不适宜进行手术操作的患者。

【操作步骤】

1. 体位　患者采取坐位,调节牙椅至常规体检位置,充分暴露手术区域。

2. 麻醉　局部阻滞麻醉。

3. 手术步骤

(1)在围绕病变蒂周的正常组织上做切口,将肿块完全切除。

(2)第一次手术,尽量保存牙齿;如果病变反复发作,则需要将病变波及的牙齿、牙周膜、骨膜及邻近的骨组织去除。

(3)将活检组织放入 10% 甲醛液中固定,送检。

(4)缝合创面。

【注意事项】

1. 牙龈瘤易复发,必须彻底切除。对于部分不愿意拔牙的患者要充分沟通,建议复发后及时复诊。

2. 创面过大不能缝合时,可使用碘纺纱布反包扎或牙周塞治剂保护创面。

(周　懿)

第七节　牙拔除术

牙拔除术(exodontia)作为牙病的治疗手段之一,应遵循无痛、微创的外科原则,达到拔除患牙的目的。

一、普通牙拔除术

【适应证】

1. 因正畸治疗需要拔除的牙。

2. 因影响咬合或产生局部并发症需要拔除的牙。

3. 晚期牙周病,无法通过治疗保留的牙。

4. 根尖周病,不能通过根管治疗及根尖手术保留的牙。

5. 影响恒牙萌出的乳牙。

6. 头颈部恶性肿瘤放射治疗前需要拔除的牙。

【禁忌证】

1. 心脏病

（1）相对禁忌证：包括冠心病、风湿性心脏病、高血压性心脏病、先天性心脏病、心肌炎、心律失常等。

（2）绝对禁忌：近期心梗、心绞痛频发、心功能Ⅲ～Ⅳ级、心脏病合并未控制高血压、Ⅲ°或Ⅱ°房室传导阻滞、双束支传导阻滞、阿斯综合征。

2. 高血压　收缩压高于180mmHg或舒张压高于100mmHg。

3. 造血系统疾病　贫血（血红蛋白80g/L以下，或血细胞比容在30%以下）；白细胞减少症和粒细胞缺乏症（中性粒细胞低于1×10^9/L）；白血病（急性白血病为绝对禁忌证，慢性淋巴细胞白血病需预防感染和出血）；恶性淋巴瘤；原发性血小板减少性紫癜（血小板低于20×10^9/L）；血友病（如需拔牙则需于拔牙前注射凝血因子Ⅷ）。

4. 糖尿病　空腹血糖高于8.88mmol/L。

5. 甲状腺功能亢进　静息脉搏100次/分以上或基础代谢率+20%以上。

6. 肾脏疾病　急性期暂缓拔牙；内生肌酐清除率<50%或血肌酐>133μmol/L为拔牙禁忌。

7. 肝炎　急性炎症期暂缓拔牙。

8. 妊娠　怀孕前3个月及后3个月尽量避免拔牙。

9. 月经期　相对禁忌证，建议择期拔牙。

10. 急性感染期　一般暂缓拔牙。

11. 恶性肿瘤　累及的牙齿应与肿瘤一并切除。

12. 抗凝治疗者　一般不建议自行停服抗凝药，国际正常化比值（international normalized ratio，INR）值位于1.5~2.0者可拔除，但需注意止血。如INR值过高，则需在专科医师指导下调整药物。

13. 肾上腺皮质激素治疗者　需注意预防感染。

14. 神经精神疾患　判断患者合作性，谨慎手术。

【操作步骤】

1. 完善术前准备，术前评估及手术方案制订，签署手术同意书等。

2. 两名医务人员核对牙位。

3. 术区消毒铺巾，行局部麻醉。

4. 分离牙龈　使用牙龈分离器分离牙龈。

5. 挺松患牙　对于坚固不松动牙齿,可先使用牙挺挺松。

6. 安放牙钳　选择相应牙钳,沿牙面深入至外形高点以下,夹紧牙体,保证钳喙与牙体长轴平行,避免损伤邻牙。

7. 患牙脱位　使用的脱位力主要包括摇动力、扭转力及牵引力。

(1)摇动力:所有普通牙拔除均适合摇动,可沿唇(颊)舌(腭)方向缓慢摇动,感受阻力较小方向,逐渐加大幅度和力度,切忌动作过大过急,以免牙根折断。

(2)扭转力:适用于圆形的单根牙,例如上颌前牙。

(3)牵引力:是使牙脱位的必须力量。应从牙已松动时开始使用,如牙根弯曲,须顺着弯曲方向脱位。注意保护对颌牙。

8. 术后检查及拔牙窝处理　拔牙后首先检查牙根是否完整,数目是否符合解剖学规律及 X 线片检查,不能确定者可行术后 X 线片复查。检查是否有牙龈撕裂、牙槽骨折断、牙槽中隔过高等情况,并行相应处理。刮匙清理牙、残留的骨碎片及肉芽组织,生理盐水冲洗拔牙窝,复位牙槽窝,必要时缝合。纱球置于牙槽窝顶,嘱患者咬紧并保持 30 分钟。

9. 术后医嘱　拔牙后 24 小时内不能刷牙漱口;术后避免进食过烫过辣食物;避免患侧咀嚼、舌舔或吮吸伤口;避免剧烈运动,尽量少说话;术后可选择冰敷;术后半小时,可口服止痛药物;如已缝合,则术后 5~7 天拆线;不适随诊。

【注意事项】

1. 牙挺安放不能以邻牙为支点。

2. 注意保护对颌牙。

3. 保护周围软组织。

4. 避免暴力操作。

二、复杂牙拔除术

【概述】

复杂牙拔除术指包括残根残冠、折裂牙、死髓牙、错位牙、根尖变异较大的牙等难度较大的牙拔除方法。

【适应证】

1. 广泛牙体龋坏或缺损不能通过治疗而保留者。

2. 冠折至牙龈以下,且不能通过冠延长术保留,或根中 1/3 折断者。

3. 影响美观、功能及邻牙,且不能或不愿通过正畸等方法治疗的错位牙。

4. 根尖变异较大者。

【禁忌证】

同普通牙拔除术。

【操作步骤】

（一）术前准备及麻醉

同普通牙拔除术。

（二）阻力及难点分析

1. 残根残冠　残根及残冠因长期龋坏,牙体组织破坏广泛,导致大部分牙体组织腐朽,可供钳夹的牙体组织少,钳夹时牙体组织容易崩碎。

2. 折裂牙　牙体折裂处为薄弱点,受力时容易折断。折断部位多位于牙龈以下,继续拔除牙根难度较大。

3. 死髓牙　死髓牙牙体组织较正常牙脆,拔除时容易折断。

4. 错位牙　常与邻牙关系密切,导致邻牙阻力较大,且常无钳夹位置,拔除时有损伤邻牙可能。

5. 根尖变异较大的牙　牙根膨隆或根尖弯曲者,拔牙阻力极大,使用传统方法拔除需去除大量骨质,导致严重的术后反应。

（三）各类复杂牙拔除技巧

1. 残根残冠

（1）挺松患牙:牙挺支点置于残根与邻牙的牙槽间隔或牙槽骨壁上,一般从牙根斜面较高一侧插入,使用楔力或旋转力,进行拔除。

（2）尝试钳夹:多数残根断面位于牙龈下方,分龈后并无足够的坚固牙体组织以供钳夹,此时可以使用骨膜剥离器继续向下分离,暴露颊舌侧部分牙槽骨,使用牙钳夹住残根颊舌侧骨板,连这一小部分骨板一并拔除。建议摇动时从断面高点向低点方向用力。

（3）涡轮钻解除阻力拔除牙根

1）前牙区残根:避免将唇侧骨板作为支点,以免造成牙槽骨折断。如需去除阻力可用涡轮钻将残根分为近中、远中两部分,先去除远中部分牙体,解除阻力后将剩余牙根向近中旋出。

2）前磨牙区残根:常可用涡轮钻将其分为颊舌两根,分别拔除。

3）磨牙区残根：上颌磨牙常使用涡轮钻 T 形分根将牙根分为近颊、远颊及腭根；下颌磨牙则用涡轮钻将牙根分为近中、远中根；分根拔除。

4）根尖变异残根：如根尖向近远中方向弯曲，则用涡轮钻去除弯曲方向的上部牙根组织，使用牙挺以剩余牙根高点处牙槽嵴为支点，顺着根尖弯曲方向挺出牙根，尽可能保护牙槽骨。

（4）翻瓣去骨法拔除牙根：如断根位置较低，且邻近重要解剖结构、有粘连时，为了保证良好的手术视野，避免更加严重的并发症，可选择此方法。

1）翻瓣设计：组织瓣的蒂部应宽于游离端，以保证组织瓣的血运。下颌前磨牙区设计瓣时候，要避开颏神经，可以连续牙龈瓣代替三角瓣或梯形瓣，从而避免损伤颏神经。

2）去骨后拔除患牙：翻瓣后，颊侧或唇侧用涡轮钻去骨暴露患牙，用涡轮钻将牙根分段，解除根部阻力后拔除患牙。注意涡轮钻分根时尽量局限在牙体组织内，减少创伤同时也减少损伤邻牙的风险。

2. 折裂牙及死髓牙　建议首先尝试整体拔除。钳夹时，尽可能向根方夹住尽量多牙体组织，拔除力量应轻柔，顺着牙根方向，逐渐加力，缓慢脱位。如不慎折断，则按残根残冠拔除法所述处理。

3. 错位牙　挺松患牙，牙钳一侧喙置于患牙牙槽窝或牙尖，另一侧置于患牙牙颈部，尝试脱位。如阻力大或牙根折断，则用涡轮钻分割牙体，去除阻力。

4. 根分叉较大或根膨大的牙

（1）根分叉较大的牙：分根后拔除。涡轮钻分根后牙挺置入分牙间隙中，分开各个牙根，并适量翘松，进一步用根钳钳出牙根。

（2）根膨大的牙：遵循多分牙少去骨的原则，将牙根分为多块后拔除。

（四）术后检查及拔牙窝处理

基本步骤同普通牙拔除术。翻瓣病例术后需将黏骨膜瓣复位后对位缝合，如出血较多则可在拔牙窝内置入可吸收明胶海绵帮助止血。如患牙与上颌窦关系密切，拔牙结束后可行鼓气试验检查是否存在口腔上颌窦瘘。

（五）术后医嘱

同普通牙拔除术。术后 5~7 天拆除缝线，创伤相对较大者建议口服抗生素 3 天预防感染。

【注意事项】

1. 翻瓣时不能翻过下颌骨外侧缘，以预防皮下气肿。

2. 涡轮钻需喷水降温,以免高温损伤邻近骨组织。

3. 注意保护周围软组织。

4. 注意保护邻近重要解剖结构。

三、阻生第三磨牙拔除术

【概述】

由于邻牙、骨或软组织的阻力,导致上下颌第三磨牙不能正常萌出,称为阻生第三磨牙。

【适应证】

因治疗或预防原因需要拔除的阻生第三磨牙。

1. 可能对邻牙牙周、牙体造成损害者。

2. 引起冠周炎甚至间隙感染者。

3. 有形成囊肿及肿瘤的风险者。

【禁忌证】

1. 常规禁忌证同普通牙拔除术。

2. 上颌第三磨牙位于上颌窦内,下颌第三磨牙与下颌神经管关系密切,且无自觉症状,且并未影响邻牙者,可以定期观察。

3. 年长患者骨埋伏第三磨牙,拔除需要去除大量骨质,手术创伤大,可以观察。

【操作步骤】

1. 难度与阻力分析

(1) Pell & Gregory 分类:利用牙齿相对下颌支前缘及第二磨牙关系分为三类:

Ⅰ类:在下颌支前缘与第二磨牙远中面之间,有足够的间隙可容纳阻生第三磨牙牙冠的近远中径。

Ⅱ类:下颌支前缘与第二磨牙远中面之间的间隙不大,不能容纳第三磨牙的近远中径。

Ⅲ类:阻生牙全部或大部位于下颌支内。

(2) 根据牙在颌骨内深度,分为高位、中位及低位阻生:

高位阻生:牙的最高部位平行或高于牙弓平面。

中位阻生:牙的最高部位低于牙弓平面但高于第二磨牙牙颈部。

低位阻生:牙的最高部位低于第二磨牙牙颈部。

（3）Winter 分类：根据第三磨牙长轴与第二磨牙长轴关系，可分为：垂直阻生；水平阻生；近中阻生；远中阻生；颊向阻生；舌向阻生；倒置阻生。

除了阻生高度及类型可影响阻生牙拔除难度外，患者张口度，是否有咽炎，邻牙是否有松动、充填体，牙根是否弯曲及其与神经管或上颌窦的关系均会影响拔牙难度。

（4）阻力分析

1）冠部阻力：包括软组织阻力及骨组织阻力。软组织阻力通过切开翻瓣解决。骨阻力传统方法常通过增隙去骨解决，近年来常通过涡轮钻分牙解除阻力。

2）根阻力：与牙根形态、数目、周围骨质情况有关。可采用分根解除阻力。

3）邻牙阻力：第二磨牙带给第三磨牙拔除时的阻力。采用涡轮钻分冠来解除。

2. 术前准备、核对牙位及麻醉　同普通牙拔除术。

3. 翻瓣设计

（1）下颌阻生第三磨牙：自第二磨牙颊侧向第三磨牙远中行龈沟切口，后行约 45° 弯向颊侧前庭沟的附加切口，翻开黏骨膜瓣，暴露阻生牙。亦可选择封套瓣或三角瓣。

（2）上颌阻生第三磨牙：自第二磨牙远中前庭沟向后上行弧形切口，翻开黏骨膜瓣，将阻生牙自颊侧取出。亦可选择三角瓣。

4. 拔牙过程

（1）下颌近中／水平／颊舌阻生：利用涡轮钻将阻生牙分为冠根两部分，解除冠阻力后，挺出牙根，必要时分根。

（2）下颌远中／垂直阻生：涡轮钻分冠，去除远中阻力，以近中牙槽嵴为支点将剩余牙体向远中挺出。如根分叉较大，则分根拔除。

（3）下颌倒置阻生：将牙分为冠根两部分，先将根部取出，利用根的空间将牙冠分为多块取出。

（4）上颌第三磨牙常规阻生均可将牙挺置于第三磨牙近中牙槽嵴，将第三磨牙向远中挺松后拔除。若上颌第三磨牙高位阻生，则可翻瓣后用涡轮钻去除颊侧骨质，必要时可去除𬌗面及远中骨质，利用牙挺或三角挺将其从颊侧脱出。若牙根分叉较大，则分根拔除。

5. 术后检查及拔牙窝处理　同普通牙拔除术。下颌阻生第三磨牙无论是否翻瓣,都建议缝合;上颌阻生第三磨牙翻瓣后需缝合。如患牙与上颌窦关系密切,术后可行鼓气试验检查是否存在口腔上颌窦瘘。

6. 术后医嘱 同普通牙拔除术。术后 5~7 天拆除缝线,创伤相对较大者建议口服抗生素 3 天预防感染。

【注意事项】

1. 注意涡轮钻分牙尽量局限在牙体组织内,通过牙挺挺断牙体组织,尽量减少创伤,且磨出沟槽宽度尽量与牙挺厚度一致,过宽不利于牙挺发力,过窄则不能置入牙挺。

2. 注意保护周围重要解剖结构,如下牙槽神经及上颌窦。

3. 余同复杂牙拔除术。

四、非第三磨牙阻生牙拔除术

【概述】

因萌出位置不够或萌出方向异常,导致恒牙不能萌出者。各个牙位均有发生,但以阻生尖牙最为常见。

【适应证】

由于萌出空间不够导致恒牙不能萌出或异位萌出,不能通过正畸方法治疗,或患者要求拔除者。

【禁忌证】

1. 常规禁忌证同普通牙拔除术。

2. 尖牙对整个牙列的稳定与美观具有重要的作用,因此阻生尖牙应首先考虑正畸治疗,若拔除则需综合考虑正畸医师及患者本人意见。其余阻生恒牙均按此原则制订治疗方案。

【操作步骤】

以阻生尖牙为例,介绍拔除方法。

1. 分类

Ⅰ类:阻生尖牙位于腭侧,可呈水平位、垂直位或半垂直位。

Ⅱ类:阻生尖牙位于唇侧,亦可呈水平位、垂直位或半垂直位。

Ⅲ类:阻生尖牙位于腭及唇侧,如牙冠在腭侧而牙根在唇侧。

Ⅳ类:阻生尖牙位于牙槽突,多为垂直位,在侧切牙和第一磨牙之间。

Ⅴ类:无牙颌之阻生尖牙。

2. 术前准备及麻醉 同普通牙拔除术。

3. 翻瓣设计

Ⅰ类阻生牙采用腭侧龈缘瓣,自中切牙翻至第二前磨牙,暴露患牙。

Ⅱ类阻生牙采用唇侧弧形瓣,自前庭沟做一弧形切口,直达骨面,后将其向两侧翻开,暴露患牙。

Ⅲ类阻生自牙冠所在侧翻瓣,去除牙冠后如不能拔除,则另一侧翻瓣,将牙根向牙冠方向冲出。

4. 拔牙过程　翻瓣后,去除牙体表面骨质,暴露牙冠后,以周围牙槽骨为支点用牙挺尝试将牙挺出,如不能挺出,则用涡轮钻将阻生牙分为多块,解除阻力后取出。

5. 术后检查及拔牙窝处理　同阻生第三磨牙拔除术。

6. 术后医嘱　同普通牙拔除术。术后 5~7 天拆除缝线,创伤相对较大者建议口服抗生素 3 天预防感染。

【注意事项】

1. 注意保护邻牙。

2. 注意避免上颌窦或鼻底穿通。

五、第三磨牙牙胚拔除术

【概述】

因正畸或正颌需要拔除第三磨牙牙胚的手术方法。

【适应证】

因正畸或正颌需要拔除的第三磨牙牙胚。

【禁忌证】

1. 常规禁忌证同普通牙拔除术。

2. 不能配合的患者。

【操作步骤】

1. 术前准备及麻醉　同普通牙拔除术。

2. 翻瓣设计

(1)下颌阻生第三磨牙:自第二磨牙颊侧行龈沟切口,自第二磨牙远中以 45°做弯向颊侧前庭沟的附加切口,翻开黏骨膜瓣。亦可选择封套瓣、三角瓣。

(2)上颌阻生第三磨牙:自第二磨牙远中前庭沟行弧形切口,翻开黏骨膜瓣,将阻生牙自颊侧取出。亦可选择三角瓣。

3. 拔牙过程

（1）下颌第三磨牙牙胚：使用涡轮钻自第二磨牙远中颊侧去骨，将牙冠定位后沿牙冠去骨，暴露远中大部牙冠，涡轮钻分牙，将牙胚分为近远中两部分，牙挺挺出牙胚远中部分，后将牙胚近中部分挺向远中，将近中部分分为颊舌两部分，分块拔除。

（2）上颌第三磨牙：翻瓣后涡轮钻去骨，一般只需使用涡轮钻去除第三磨牙颊侧骨质，必要时可去除𬌗面及远中骨质，利用牙挺或三角挺向远中、颊侧脱出牙胚。

4. 术后检查及拔牙窝处理　同阻生第三磨牙拔除术。

5. 术后医嘱　同普通牙拔除术。术后 5~7 天拆除缝线，创伤相对较大者建议口服抗生素 3 天预防感染。

【注意事项】

同阻生第三磨牙拔除术。

六、额外牙拔除术

【概述】

额外牙又称多生牙，常引起正常牙错位萌出或阻生，甚至形成囊肿，因此需行手术拔除。

【适应证】

额外牙因治疗或预防原因需要拔除。

【禁忌证】

1. 常规禁忌证同普通牙拔除术。

2. 不能配合的患者。

【操作步骤】

1. 术前准备及麻醉　同普通牙拔除术。

2. 翻瓣设计

（1）如额外牙位于唇侧，于患牙唇侧行前庭沟弧形切口翻瓣，亦可选择三角瓣。

（2）如额外牙位于腭侧，则行腭侧连续龈缘瓣，必要时可切断鼻腭神经。

（3）如额外牙位于偏腭侧但高位阻生，可行唇侧翻瓣。

3. 拔牙过程　翻瓣后，涡轮钻去除额外牙表面骨质，由于患儿骨质较成年患者疏松，故可尝试直接挺出额外牙。如阻力较大，则以涡轮钻将额外牙分为多个部分，分块拔除。分牙时注意将磨出沟槽局限于牙体内，避免损伤邻近组织和牙胚。

4. 术后检查及拔牙窝处理 同阻生第三磨牙拔除术。

5. 术后医嘱 同普通牙拔除术。术后 5~7 天拆除缝线,创伤相对较大者建议口服抗生素 3 天预防感染。

【注意事项】

1. 注意保护邻牙。

2. 注意避免与上颌窦交通。

3. 尽量保护周围重要解剖结构,包括鼻腭神经、下牙槽神经等。

(刘济远)

第八节 拔牙相关并发症的处理常规

一、术中出血

【概述】

拔牙术中出血(intraoperative hemorrhage)是指在牙拔除术实施过程中因软组织撕裂、翻瓣位置不当及高速涡轮钻误伤周围软硬组织内血管等引起的出血;也可因全身疾病,如血液系统疾病、高血压、肝脏疾病等引起。

【诊断要点】

1. 发生在牙拔除术中。

2. 可见软硬组织创伤,出血与创伤情况密切相关。

3 一般动脉出血呈喷射状,血色鲜红,静脉出血呈漫出状,血色暗红。

4. 合并全身疾病的患者,实验室检查可有凝血功能异常。

【治疗原则及方案】

1. 出血情况较轻微的患者可使用纱球压迫止血,必要时可使用肾上腺素棉球或过氧化氢棉球辅助止血。

2. 出血量较多且压迫止血效果不佳的患者,应检查出血原因,对于软组织出血可采用缝合止血,牙槽窝内骨面出血可采用填塞止血。

3. 术前应询问患者有无出血病史,既往拔牙及手术的出血情况,排除血液系统疾病等全身疾病,对于情况可疑者,需在术前做进一步实验室检查。

4. 操作过程中应仔细轻柔,注意保护软硬组织,从而避免因手术操作引起不必要出血。

5. 对有术后出血病史的患者,拔牙时应减少拔牙数目,微创操作,妥善缝合,拔牙后应观察半小时,无活动性出血方可离开。

二、暂时性面瘫

【概述】

暂时性面瘫(temporary facial paralysis)是指行下牙槽神经阻滞麻醉时,注射针误穿过腮腺筋膜,并将局部麻醉药物注入腮腺导致面神经麻痹产生的一系列临床症状。

【诊断要点】

1. 患者症状出现时间与接受下牙槽经神经阻滞麻醉有明显的联系。

2. 患者在麻醉后可出现一侧口角歪斜、鼓腮漏气、鼻唇沟变浅等面神经麻痹症状,但药物作用消失后上述症状消失。

【鉴别诊断】

永久性面瘫 患者出现面瘫与接受下牙槽经神经阻滞麻醉无明显联系,症状随着时间推移面瘫症状不能缓解。

【治疗原则及方案】

1. 拔牙过程中出现的暂时性面瘫症状在局部麻醉药物作用消失后即可恢复,故不需特殊处理,应耐心向患者解释并取得理解。

2. 掌握下牙槽经神经阻滞麻醉的注射方法是预防暂时性面瘫的主要途径,行下牙槽神经口内阻滞麻醉时,注射针过深而又不能触及骨面时,应调整进针方向与深度再注射局部麻醉药物。

三、术后出血

【概述】

拔牙术后出血(postoperative hemorrhage)是指由于局部因素和全身因素导致的牙拔除术后出血。局部因素包括牙槽窝内残留炎性肉芽组织、牙拔除术中软硬组织损伤等。全身因素包括高血压、血液系统疾病、长期服用抗凝药物及慢性肝病等。

【诊断要点】

1. 近期有牙拔除术手术史。

2. 拔牙创面检查可见缝线松脱或创面关闭不当,可伴有软组织撕裂、牙槽突骨折、牙槽内血管破裂等。

3. 拔牙创口可有海绵状血凝块突出牙槽窝表面以及新鲜血液渗出。

4. 患者患有易导致术后出血的全身系统性疾病,如:高血压、慢性肝病、血液系统疾病等。

【治疗原则及方案】

1. 首先评估患者的全身情况,估计出血量,并注意脉搏、血压的变化,对于出血量大的患者可根据情况补液或输血。

2. 安抚患者,克服恐惧心理。

3. 局部检查可在局部麻醉下进行,查明原因后对症处理。对广泛渗血,可在拔牙窝内置入可吸收明胶海绵或碘仿纱条等,并妥善缝合后压迫止血。

4. 对合并可能引起术后出血的全身系统性疾病的患者,应仔细询问病史,必要时进行全面的临床和实验室检查。

5. 拔牙后出血多是局部因素引起,因此术中应微创操作,术后应仔细宣教拔牙后注意事项,从而尽量避免其发生。

四、神经损伤

【概述】

神经损伤(nerve injury)是指在牙拔除术手术中由于牵拉、磨削等操作对局部神经产生刺激或损伤从而导致其支配区域暂时或永久感觉异常。

【诊断要点】

1. 近期有牙拔除术手术史。

2. 局部麻醉药物作用消退后,患者仍感觉神经支配区域麻木或感觉异常。

【治疗原则及方案】

1. 对于牙拔除术后出现神经损伤症状的患者,应安抚患者情绪,并向患者解释症状发生原因以及预后。

2. 对于已经出现神经损伤症状的患者,术后可给予有助于减轻神经水肿以及具有神经营养作用的药物,如地塞米松、甲钴胺、维生素 B_1、维生素 B_6、维生素 B_{12} 等;必要时辅助局部热敷理疗。

3. 对于出现神经支配区域麻木的患者,应嘱其在语言、进食等活动中注意对软组织的保护。

4. 术前通过影像学检查，以明确神经的解剖位置及走行区域，术中注意保护。

5. 术前应完善影像学检查评估神经损伤风险，并向患者及家属解释，知情同意后方可进行手术。

五、下颌骨骨折

【概述】

下颌骨骨折（fracture of mandible）是指在牙拔除术中由于牙齿阻生位置深在、暴力操作、颌骨存在病变以及患者骨质密度较低引起的下颌骨连续性中断。

【诊断要点】

1. 近期有牙拔除术手术史。

2. 在拔牙过程中突然出现拔牙部位剧痛、牙龈撕裂、出血、咬合错乱及下颌骨异常动度等。

3. X线检查可见骨折线。

【鉴别诊断要点】

颞下颌关节脱位　在拔牙过程中由于患者大张口或暴力操作，使髁突不能回复到关节窝中。当颞下颌关节脱位时患者可出现耳屏前关节窝处凹陷，不能闭口，咬合错乱等。X线片显示髁突位于关节结节前上方。

【治疗原则及方案】

1. 确诊为下颌骨骨折时，应结合具体情况，对于断端错位不明显或无明显骨质缺损者，可在局麻下完成拔牙手术，同时进行颌间固定术。

2. 对于断端错位明显，伴有明显骨质缺失或难以在局麻下继续进行牙拔除术的患者，应考虑全身麻醉下拔除患牙并行下颌骨骨折切开复位内固定术。

3. 术前应完善影像学检查评估下颌骨骨折发生风险，术中注意微创操作以避免下颌骨骨折发生。

六、牙体组织移位

【概述】

牙体组织移位（dislocation of tooth）是指因牙拔除术中视野不清或暴

力操作将牙体组织推移到牙槽窝以外。牙体组织常移位于上颌窦、咽旁等区域。

【诊断要点】

1. 在牙拔除术过程中由于视野不清或暴力操作使牙体组织突然消失。

2. 影像学检查可明确牙体组织位置。

【治疗原则及方案】

1. 移位后的牙体组织作为异物，原则上均应取出。

2. 牙体组织移位距离不大的患者可考虑一期手术取出。

3. 对于不慎落入间隙的牙体组织移位，切忌盲目探查，应在影像学检查明确牙体组织位置后，小心分离邻近结构，暴露移位牙体组织后取出。

4. 对于移位距离较远、一期手术难度较大的牙体组织移位，应积极抗感染治疗，待炎症消除后影像学检查定位，并在全身麻醉下取出。

5. 术前应完善影像学检查并进行阻力分析，明确牙拔除方法，术中注意微创操作以避免发生牙体组织移位。

七、拔牙后疼痛

【概述】

拔牙后疼痛（painful postextraction socket）是指牙拔除术后由于局部软硬组织创伤反应、术区存在尖锐骨尖或炎性肉芽组织等导致术后拔牙创面出现疼痛。

【诊断要点】

1. 由于局部创伤反应产生的疼痛，可在牙拔除术后即可出现，可伴随拔牙术区相应组织肿胀、溃疡等，口服镇痛药物可缓解。

2. 由于存在炎性肉芽增生以及尖锐骨尖等产生的疼痛，可在牙拔除术后即刻或延迟出现，疼痛较为持续，临床检查可发现病变。

【鉴别诊断要点】

干槽症 拔牙后 3~4 天出现的剧烈疼痛，疼痛可放射到耳颞部、下颌下区或头顶。一般镇痛药物不能缓解，临床检查可见拔牙窝内空虚，或有腐败变性的血凝块。

【治疗原则及方案】

1. 由于局部创伤反应产生的疼痛，一般不需特殊处理，除避免局部刺激以外，对疼痛明显的患者可建议术后口服镇痛药物。

2. 由于存在炎性肉芽增生以及尖锐骨尖等产生的疼痛,应在局部麻醉下积极处理局部病变。

3. 牙拔除术中遵守微创原则,牙拔除后清理并复位牙槽窝可有效减轻拔牙后疼痛。

八、干槽症

【概述】

干槽症(dry socket)是指牙拔除术后产生的牙槽窝骨髓炎,目前干槽症的病因不明,普遍认为与创伤、感染、炎症及解剖结构相关。

【诊断要点】

1. 牙拔除术后 3~4 天出现的剧烈疼痛,一般镇痛药物不能缓解。

2. 临床检查发现拔牙窝内空虚,或有腐败变性的血凝块,常伴有腐臭味。

3. 一般不伴有全身感染症状。

【鉴别诊断】

拔牙后疼痛 正常拔牙术后疼痛一般在术后 24 小时达到高峰。一般镇痛药物可以缓解。

【治疗原则及方案】

1. 干槽症严重程度较轻时可采用生理盐水冲洗牙槽窝,并局部置碘甘油缓解疼痛。

2. 对于症状较重的患者可在局部麻醉下以生理盐水或过氧化氢棉球交替擦拭牙槽窝后内置碘甘油,必要时可清理牙槽窝后填塞碘仿纱条等。

3. 牙拔除术中遵守微创原则,牙拔除后清理并复位牙槽窝可有效降低干槽症发生率。

九、术区感染

【概述】

术区感染(infection)是指牙拔除术后由于机体愈合能力差或局部创伤及异物刺激等引起的拔牙创感染和愈合延迟。

【诊断要点】

1. 患者牙拔除术后出现拔牙创疼痛,临床检查发现患者牙槽窝伤面愈合不良,有脓性分泌物或炎性肉芽组织增生,部分患者可查见牙槽窝内有牙石、碎骨片及牙碎片或食物等异物。

2. 部分患者可伴有下颌下淋巴结肿大、压痛以及全身感染的症状。

3. 患者可能存在引起牙拔除术后感染的高危因素,如糖尿病、免疫缺陷疾病、颌面部放疗史及双磷酸盐药物应用史等。

【治疗原则及方案】

1. 对于局部因素引起的感染应在局麻下彻底冲洗并清理牙槽窝,去除异物,使牙槽窝重新形成血凝块。

2. 手术中严格遵循外科无菌及微创原则,有助于减少术后感染的发生率。

3. 对于全身因素引起的感染,局部对症处理的同时,还应全身积极支持治疗。

（华成舸　刘　显）

第九节　修复前外科技术

一、腭隆突修整术

【概述】

腭隆突是在上颌骨发育中生长于硬腭正中缝的局限性隆起。其表现为发生于硬腭正中部的局限突起,有时从前方一直延伸到软硬腭交界处,一般无需处理。如果妨碍义齿修复及腭封闭,影响义齿的固位,则应行腭隆突修整术,将突出部分凿平。小而扁平并不妨碍义齿固位的腭隆突也可不予去除。

【适应证】

过高、过大的腭隆突影响局部或全口义齿的就位和固位。

【禁忌证】

同"牙拔除术"。

【操作步骤】

1. 麻醉　2% 利多卡因双侧腭大孔和切牙管阻滞麻醉,并附加局部浸润麻醉。

2. 手术步骤

（1）切口:以腭隆突长轴正中直线切口,并于前后两侧的侧方行斜行松弛切口。亦可选择 U 形蒂在硬腭后方的切口设计。

（2）翻瓣：骨膜剥离器伸入黏骨膜以下，紧贴硬腭骨面全层掀起黏骨膜瓣。采用附加缝线或拉钩向两侧牵拉黏骨膜，暴露腭隆突。

（3）去骨：腭隆突面积较小者，可直接选用圆钻磨除。面积较大者，首先采用裂钻沿骨突长轴行田字形分割成多个小块。再用单面凿斜面紧贴腭部骨面，至骨块根部分次去除。

（4）骨面修整：去骨后，遗留骨面采用椭圆形成形钻或球钻将骨面修理平整。

（5）缝合切口：复位黏骨膜瓣，间断缝合创口。碘仿纱布打包压迫或腭托压迫，消除死腔，术后一周拆线。

【注意事项】

1. 术中去骨深部不宜过深，防止去骨穿通鼻腔，形成口腔鼻腔瘘。

2. 术中使用高速涡轮钻的同时应采用生理盐水冲洗术区，防止局部产热过多。

3. 手术切口，尤其是后方切口止端应避开双侧腭大孔，以保护腭大血管神经束。

二、舌隆突修整术

【概述】

舌隆突是在下颌骨发育中生长于颌骨舌侧表面的局限性隆起。其表现为局限的圆形突起，对称性地发生于下颌前磨牙与尖牙舌侧下颌体部。一般多在义齿修复时才被发现。

【适应证】

影响局部或全口义齿就位和功能的过高、过大的舌隆突。

【禁忌证】

同"牙拔除术"。

【操作步骤】

1. 麻醉　2% 利多卡因行患侧下牙槽神经和舌神经阻滞麻醉，并附加局部浸润麻醉。

2. 手术步骤

（1）切口：沿牙槽嵴顶，舌隆突长轴切开，止端以越过舌隆突前后末端即可。

（2）翻瓣：骨膜剥离器伸入骨膜下，紧贴骨面向舌侧掀起黏骨膜瓣。用宽大的骨膜剥离器或拉钩将黏骨膜瓣向舌侧牵开。

（3）去骨：用裂钻沿舌隆突基底部磨出一浅沟作为导引沟。用单面骨凿沿预成的引导沟从骨突基底处去除舌隆突。

（4）骨面修整：去骨后，用球钻或骨锉平整牙槽突骨面。

（5）缝合切口：复位黏骨膜瓣，组织剪修整多余软组织，间断缝合创面。可用临时义齿或纱球压迫止血，1 周后拆线。

【注意事项】

1. 翻瓣范围至隆突下缘即可，避免向舌侧和口底延伸，减少术后口底肿胀。

2. 术中使用口腔科钻时，应用生理盐水冲洗冷却，注意术区冷却。

三、牙槽嵴修整术

【概述】

牙槽嵴修整术为义齿修复前外科手术。牙齿缺失后可能在牙槽嵴上出现不利于义齿修复的骨尖、锐利的骨嵴和颊向骨隆突等，为便于义齿戴入、固位及牙槽骨均匀地承受咬合压力，应对其进行手术修整。

【适应证】

1. 牙槽嵴上有妨碍义齿就位、稳定及舒适度的骨突、锐缘、骨尖、倒凹等畸形。

2. 牙槽突过度肥厚畸形。

3. 影响美观的牙槽突前突或下垂。

【禁忌证】

同"牙拔除术"。

【操作步骤】

1. 麻醉 牙槽嵴修整术一般采用局部浸润麻醉。手术范围较大者可选用阻滞麻醉。

2. 手术步骤

（1）切口：单个骨尖可选用小弧形切口，以仅能暴露骨尖为宜。过小者亦可在其表面做一小切口。部分小骨尖可在其表面衬以纱布，以钝器锤击使之平复而不做切口。手术范围较大者，可选用弧形切口、角形切口或梯形切口。梯形切口沿牙槽嵴顶和游离龈横行切开附着龈。两端向前庭沟方向做垂直松弛切口。横形切口距离游离龈约 2~3mm,以翻瓣后可暴露需修整部位即可。

（2）翻瓣:骨膜剥离器伸入骨膜以下,紧贴骨面全层掀起黏骨膜瓣。骨膜剥离器或拉钩将黏骨膜瓣向前庭沟方向牵开。

（3）去骨修整:用单面骨凿或咬骨钳去骨。骨锉平整,生理盐水冲洗,清理碎骨。

（4）牙槽突前突或下垂者,一般应遵循正颌外科矫治原则处理。

（5）缝合切口:复位软组织瓣,组织剪修整多余软组织。用手指按压、检查骨面是否平整。间断或连续缝合创面,1 周拆线。

【注意事项】

1. 手术切口应全层切开至骨膜下。翻瓣时保证骨膜下掀起黏骨膜瓣,避免软组织撕裂。

2. 去骨应适量,避免过多去骨。

四、口腔软组织赘生物切除术

【概述】

口腔软组织赘生物切除术包括牙槽骨软组织增生修整术、前庭沟增生组织切除术和腭部反应性增生组织切除术。口内的软组织增生,常可影响义齿的固位和咬合功能,故应行软组织赘生物切除术。

【适应证】

牙槽突、前庭沟、牙龈处有影响义齿舒适性、稳定性的软组织,纤维组织炎性增生,炎症性乳头状增生者。

【禁忌证】

同"牙拔除术"。

【操作步骤】

1. 麻醉 一般采用局部浸润麻醉。

2. 手术步骤

（1）切口:有蒂或基底部明显的软组织,在拟切除部位沿蒂部或基底部做平行切口。若病变范围较大,与周围黏膜界线不清,切口设计应尽量靠近病变软组织中心。

（2）手术切除:梭形或椭圆形锐性切除多余软组织。病变范围较大者,掀起黏膜层,于深部去除多余软组织。

（3）缝合：组织剪潜行分离创口周围软组织，尽量使两侧软组织创缘接近，对位缝合。若切除面积较大，创缘无法直接拉拢缝合者，可将黏膜与骨膜直接对位缝合。间断缝合创口。1周后拆线。

【注意事项】

1. 手术切除软组织应保持骨膜上切除，维持骨膜完整性。

2. 术后应配戴临时义齿基托，压迫创面3~4周，以利于压迫止血和维持前庭沟深度。

五、舌系带矫正术

【概述】

舌系带是位于口底前方舌尖下正中的黏膜皱襞。舌系带过短或其附着点前移，可能导致舌活动受限，并导致语音等功能障碍。舌系带过短影响正常舌运动功能时均应行舌系带矫正术。

【适应证】

舌系带过短或系带附着过度接近牙槽嵴顶，妨碍义齿行使功能时的稳定性。

【禁忌证】

同"牙拔除术"。

【操作步骤】

1. 麻醉　2%利多卡因双侧舌神经阻滞麻醉和局部浸润麻醉。

2. 手术步骤

（1）牵引暴露舌系带，以手术缝线穿过距舌尖约1.5cm处，往口外牵引舌尖，使舌系带保持紧张。

（2）先在舌底处舌系带中份横向切断纤维组织附着。

（3）切口线与口底平行，由前向后横行切开系带。切开范围以患者张口状态下抬舌，舌尖可接触到上颌前牙舌面为适宜。

（4）潜行分离创缘黏膜组织。

（5）纵向拉拢缝合创面。

【注意事项】

1. 行局部浸润麻醉时，麻药勿注射入系带组织内，以避免造成系带解剖结构不清楚。

2. 术中切开系带时应注意保护下颌下腺导管、开口处的乳头、舌下肉阜、口底和舌腹部的浅表血管。

六、唇系带修整术

【概述】

唇系带的正常附着应位于相当于中切牙间的唇侧牙龈与牙槽黏膜交界处。若唇系带附着过低,造成义齿固位不良,影响乳恒牙排列,造成义齿错位、牙颌畸形等病变,均应做唇系带修整术。应注意虽有唇系带过低,但未影响功能者,不必行唇系带修整术。

【适应证】

唇系带附着过于接近牙槽嵴顶,妨碍义齿固位。义齿边缘损伤唇系带,形成溃疡者。

【禁忌证】

同"牙拔除术"。

【操作步骤】

1. 麻醉　一般采用局部浸润麻醉。

2. 手术步骤

(1)以两把止血钳呈直角夹持系带。牙槽嵴端止血钳平行紧贴牙槽骨唇面,尖端抵至前庭沟处夹持;另一止血钳平贴上唇夹持。由夹持系带组织外侧V形切除。

(2)潜行游离创缘黏膜,纵向拉拢缝合,行间断缝合。术后1周拆线。

(3)若遗留创面较大,剩余黏膜组织张力较大,采用Z成形术,对偶交叉三角瓣,缝合创面。

【注意事项】

1. 注射局麻药物勿直接注射在系带上,以避免系带的解剖结构不清楚。

2. 切除系带同期应去除两侧中切牙间多余软组织,防止影响义齿稳定。

七、颊系带修整术

【概述】

颊系带位于上、下颌第一、第二前磨牙区的前庭沟内,一般不明显。但是,老年人牙缺失后牙槽嵴吸收明显者,可因颊系带附着过低,在唇颊运动时掀动义齿基托边缘而影响全口义齿的固位,需要修整颊系带,即行颊系带修整术。

【适应证】

颊系带附着过于接近牙槽嵴顶,影响义齿固位者。

【禁忌证】

同"牙拔除术"。

【手术步骤】

1. 麻醉　一般采用局部浸润麻醉。

2. 手术步骤

(1)用拉钩或手指牵拉颊侧软组织,使系带紧张。

(2)沿系带中份横行切开。

(3)充分松解系带,去除多余纤维组织。

(4)纵向间断缝合切口,术后1周拆线。

【注意事项】

1. 注射局麻药物勿直接注射在系带上,以避免系带的解剖结构不清楚。

2. 横行切开范围以颊系带可充分下降、松解为宜。

3. 术中应注意保护颏神经。

八、前庭沟加深术

【概述】

前庭沟加深术的目的是改变黏膜及肌肉附着的位置,使之向牙槽突基底方向移动,加深唇颊沟,相对增加牙槽突的高度,使义齿基托能伸展至较大范围,因而接触面积增加,从而增加义齿的稳定和固位。

【适应证】

牙缺失后,牙槽骨萎缩,口腔黏膜和肌肉附着接近牙槽嵴顶,前庭沟变浅,牙槽突高度相对不足,为义齿修复带来困难。

【禁忌证】

同"牙拔除术"。

【操作步骤】

1. 麻醉　一般采用神经阻滞麻醉,附加局部浸润麻醉。

2. 手术步骤

(1)沿前庭沟走行偏唇侧切开黏膜。

(2)用组织剪伸入牙槽突侧创缘黏膜下,分离薄层黏膜瓣。

(3)充分松解黏膜下肌肉附着。

（4）用骨膜剥离器在骨膜上水平,将唇侧软组织瓣向牙槽突基底方向推动。

（5）在牙槽突基底处将黏膜瓣创缘与骨膜间断缝合。

（6）取腭黏膜及游离皮片移植覆盖唇侧创面。

【注意事项】

1. 手术切口深度应保持骨膜上水平,勿切透骨膜。

2. 肌肉附着应松解充分。

3. 将黏膜软组织瓣尽量下推至牙槽突基底。

4. 术后应配戴临时义齿基托,压迫创面 3~4 周。

5. 术中可行一定量过矫正。

九、口腔上颌窦瘘封闭术

【概述】

口腔上颌窦瘘多是因拔牙术中牙根移位造成,或在即刻修补口腔上颌窦交通后创口裂开;也可能出现于上颌囊肿术后。

【适应证】

根据瘘孔大小及周围组织状况决定手术方式和时机。若瘘孔较小（直径小于 6mm）,无继发感染时,应尽量将拔牙创黏膜拉拢缝合,封闭瘘口,一般可自行愈合。若瘘孔较大（直径大于 7mm）,且无明显炎症时应行即刻封闭术。若已有上颌窦感染,脓性分泌物自瘘孔流出时,应保持瘘孔引流,待上颌窦根治术完成,局部感染得到控制后,方可行封闭手术。

【禁忌证】

1. 同 "牙拔除术"。

2. 上颌窦及瘘孔周围急性炎症期。

【操作步骤】

1. 麻醉　颊侧滑行瓣修补术行局部浸润麻醉;腭黏骨膜旋转瓣修补术行阻滞麻醉,附加局部浸润麻醉。

2. 手术步骤

（1）颊侧滑行瓣修补术

1）沿瘘孔边缘切开,刮除瘘管内的炎性肉芽组织、上皮和坏死骨组织。

2）在瘘孔近远中端,向颊侧龈颊沟底作梯形黏骨膜瓣。

3）黏骨膜瓣蒂部切断骨膜,向腭侧移动软组织瓣。

4）在瘘孔腭侧 3~4mm 处将颊侧滑行瓣与腭黏骨膜缘褥式加间断缝合。

（2）腭黏骨膜旋转瓣修补术

1）刮除瘘管内炎性肉芽组织、上皮和坏死骨组织。

2）围绕瘘孔切开黏骨膜，将瘘孔边缘黏骨膜掀起，翻转向上颌窦，创面向口腔侧，对位缝合。

3）在邻近的腭侧沿腭降血管走行作舌形黏骨膜瓣，旋转并缝合于瘘孔颊侧黏骨膜边缘。

4）腭部遗留骨创面碘仿纱布加压包扎。

【注意事项】

1. 颊侧软组织瓣蒂部设计应略宽，以保证滑行瓣血运。

2. 颊侧组织瓣蒂部骨膜离断彻底，以保证瓣能自如延伸向腭侧。

3. 腭侧组织瓣设计应注意腭降血管走行，以保证组织瓣的血供。

（伍　俊）

第十节　血管瘤或脉管畸形博来霉素局部注射治疗术

【概述】

应用博来霉素注射到血管瘤或脉管畸形等病变组织内，使病变部分或全部消退的治疗方法。

【适应证】

1. 血管瘤、静脉畸形、淋巴管畸形。

2. 患者一般情况良好，无全身严重疾病，血常规和胸片检查无异常。

【禁忌证】

全身严重疾病患者，尤其肝肾功能不全、肺部纤维化患者。

【操作步骤】

1. 药物浓度　0.1 万博来霉素单位 /ml（配制：1.5 万博来霉素单位 +14ml 0.9% 生理盐水 +1ml 地塞米松）（注：对静脉畸形或大囊型淋巴管畸形，可采用 0.2 万博来霉素单位 /ml；对血管瘤或微囊型淋巴管畸形，可加入 2% 的利多卡因，用 4~6ml 替代等体积的 0.9% 生理盐水）。

2. 体位 患者取半卧位或坐位；颜面部静脉畸形，可采用头低位，使病变充盈。

3. 药物注射

（1）深部血管瘤、静脉畸形：在正常组织穿刺，进入病变内，回抽有血液后，注射 0.02~0.3 万博来霉素单位。

（2）大囊型淋巴管畸形：在皮肤穿刺，进入病变内，回抽有囊液后，注射 0.1~0.3 万博来霉素单位。

（3）浅表血管瘤、微囊型淋巴管畸形：在正常组织穿刺，进入病变内，分点注射 0.05~0.2 万博来霉素单位。

4. 压迫 注射完毕后，棉纱球压迫 2~3 分钟止血。

【注意事项】

1. 注射剂量，根据病变的部位、大小、类型和患者年龄而定；小儿患者单次剂量不超过 0.2 万博来霉素单位。

2. 建议低浓度、小剂量、多次注射，注射间隔 3~4 周。

3. 浅表血管瘤、微囊型淋巴管畸形，分点注射治疗时，不要太浅，表面略苍白即可，避免形成溃疡。

4. 定期复查血常规，患者胸部不适，复查胸片。

（高庆红）

第十一节 颞下颌关节病的门诊治疗技术

一、颞下颌关节脱位手法复位术

【适应证】

颞下颌关节前脱位。

【禁忌证】

1. 严重的心脑血管疾病患者不能耐受者。

2. 不能配合复位者。

【操作步骤】

1. 复位前，做好患者思想准备，放松肌肉，必要时给予镇静。

2. 体位 患者端坐于口腔手术椅上或普通椅子(头部紧靠墙壁),下颌殆平面低于术者两臂下垂时肘关节。术者位于患者前方。

3. 复位

(1)口内法

1)拇指裹以纱布,置于患者下颌磨牙殆面上,尽可能向后,其余手指握住下颌骨体部下缘。

2)拇指向下压下颌骨,逐渐增大力量,其余手指缓慢上推颏部。

3)髁突移动到关节结节下方时,将下颌骨向后方轻推。

(2)口外法

1)拇指置于髁突前缘,向下后方用力挤压髁突。

2)示、中指托住下颌角,环、小指托住下颌体下缘,将下颌角部和下颌体部推向上前方,此时,髁突下降并可向后滑入关节窝而复位。

【注意事项】

1. 采用口内法复位,因咀嚼肌收缩上下颌牙闭合可能咬伤术者,故即将复位时,术者拇指应滑向颊侧口腔前庭。

2. 患者肌肉不能很好放松时,可对咀嚼肌进行局部麻醉。个别脱位达数日的患者可行全麻。

3. 复位后,应固定下颌 2~3 周,限制开口运动,开口度不应超过 1cm。

二、颞下颌关节病关节腔内药物注射术

【适应证】

1. 透明质酸钠关节腔内注射主要适用于不可复性盘前移位、骨关节病等。

2. 糖皮质激素类药物关节腔内注射主要适用于滑膜炎、骨关节病等。

3. 硬化剂关节腔内注射适用于复发性关节脱位。

【禁忌证】

1. 利多卡因或注射药物过敏者。

2. 存在全身性系统疾病不能行穿刺者。

3. 穿刺进针区域存在局部感染者。

【操作步骤】

1. 体位 患者为坐式头侧位。

2. 消毒麻醉 耳前区常规消毒。患者半开口,耳屏前 1cm 进针注射 2%

利多卡因 1ml，浸润麻醉皮下及双板区。如操作熟练，可不行麻醉。

3. 穿刺

（1）关节上腔注射

1）患者半开口，从耳屏与髁突间的凹陷区穿刺，向前、上、内进针，距离约2~2.5cm。

2）抵至关节窝骨面，针尖少许回退，推注 2% 利多卡因 1~2ml，如无阻力且可回吸则在关节上腔内。

（2）关节下腔注射

1）患者小开口，前伸下颌。从耳屏前与髁突后方间的凹陷略偏下进针，针尖向前并稍向内穿刺。

2）抵至髁突后斜面，针尖可随髁突活动。随后将针尖向上、向内滑入下腔，推注 2% 利多卡因 1ml，如无阻力且能回抽则位于关节下腔内。

4. 注射　保持针头不动，缓慢推入药物后退出针头，纱球压迫 5 分钟。

【注意事项】

1. 注射利多卡因或药物前应注意回抽避免药物入血。

2. 穿刺如造成血肿，应压迫止血，术后酌情给予抗生素。

3. 关节腔内注射糖皮质激素可引起疼痛，术后应给予止痛药。

4. 硬化剂对组织刺激大，注射前应先推注 2% 利多卡因约 2ml；硬化剂应注射在关节腔内，不能注射在关节囊外；如复发也可行第二次注射，但不应多次注射。

5. 注意消毒，避免感染。

（梁新华）

第十二节　面部神经疾患的门诊治疗技术

一、三叉神经痛药物封闭术

【概述】

三叉神经痛药物封闭术是指用某种化学药物直接注射于受累的三叉神经周围支、神经干或半月神经节内，帮助注射部位神经组织的自我修复，提高对疼痛刺激的阈值,从而达到缓解疼痛的目的。

【适应证】

1. 疼痛强度较轻及疼痛时间较短且单纯口服药物无效或效果不佳者。

2. 对年龄偏大或有其他疾病不适于手术者。

【禁忌证】

发病初口服药物效果有效者。

【操作步骤】

1. 体位　患者取半卧位,头偏向健侧。

2. 注射步骤

(1)口内进针

1)患者大张口,下颌𬌗平面与地面平行。

2)将注射器放在对侧口角,即第一、第二前磨牙之间,与中线成45°。

3)注射针应高于下颌𬌗平面1cm并与之平行。

4)在上、下颌牙槽突相距的中点线与翼下颌皱襞外侧3~4mm的交点处进针,推进2.5cm左右,可达下颌骨骨面的下颌神经沟。

5)回抽无血即可注入0.5%布比卡因2~5ml。

(2)口外进针:自耳屏前至咬肌前缘与下颌骨下缘相交点作连线,连线的中点即大致为下牙槽神经沟的投影位置,即麻药的注射点。在下颌下缘内侧,自下颌角至咬肌前缘的中点作为刺入点。在刺入点至注射点之间的连线,即指示针刺入的行径和深度。

【注意事项】

1. 对三叉神经痛的治疗,应按照循序渐进的非破坏性原则,为下一步的治疗留下足够的空间,增加治疗的效果,减少不必要的副作用。采用先口服,再注射,最后手术的方法。

2. 封闭治疗　一般均为三叉神经分支注射。

二、舌咽神经痛药物封闭术

【概述】

舌咽神经痛药物封闭术是指用某种化学药物直接注射于患侧舌根部、扁桃体窝或咽壁的"扳机点"周围或舌咽神经干帮助注射部位神经组织的自我修复,提高对疼痛刺激的阈值,从而达到缓解疼痛的目的。

【适应证】

1. 疼痛强度较缓及疼痛时间较短且单纯口服药物无效或者效果不佳者。

2. 对年龄偏大或有其他疾病不适于手术者。

【禁忌证】

发病初口服药物效果有效者。

【操作步骤】

1. 体位 患者取仰卧位,头偏向健侧。

2. 手术步骤

(1)口外进针

1)在下颌角与外耳门连线方向上距下颌角 4cm 处,稍偏向内前方进针约 4cm,此法进针较深,接近颈静脉孔;另一种是在下颌角与乳突尖连线中点垂直进针 4cm。

2)回抽无血即可注入 1% 布比卡因 2~5ml。

(2)口外进针:翼下颌韧带中点内侧 5cm 进针,方向同下牙槽神经阻滞麻醉的操作方法,深度 2cm。

【注意事项】

若交感神经、副神经及舌下神经被麻醉,可能出现 Horner 综合征、斜方肌及舌肌暂时性麻痹。

三、三叉神经周围神经切断撕脱术

【概述】

三叉神经周围神经切断撕脱术是将三叉神经周围支的末端切断并撕脱出一部分,使该神经的分布区域的感觉传递中断,以达到止痛的目的。

(一)眶下神经切断撕脱术

【适应证】

1. 确诊为原发性三叉神经痛,定位于上颌支(眶下神经),在用药物治疗和其他治疗无效的患者。

2. 原发性三叉神经痛,确定有几支(含眶下神经)疼痛症状并存者,在进行其他末梢支撕脱术的同时,行眶下神经切断撕脱术。

【禁忌证】

1. 定性不明确者。

2. 定位不准确者。

3. 病程较短、疼痛较轻者,先给予保守治疗,暂不予手术。

4. 对于病原因素存在于神经高位者,不宜进行末梢支撕脱术。

【操作步骤】

1. 体位　患者取仰卧位或者半卧位。

2. 麻醉　用 2% 利多卡因局部阻滞麻醉或全身麻醉。

3. 手术步骤

（1）口内入路

1）切口:在患侧尖牙窝部位,于口腔黏膜转折处做横形或弧形切口,长约 4cm。

2）分离黏膜和骨膜,自骨面剥离,向上剥离掀起面颊部组织,显露骨面及眶下孔和眶下血管神经束。

3）暴露血管神经束,钝性分离法将神经游离出来。

4）用血管钳夹住神经并在其间切断、缓慢牵拉和扭转止血钳,尽量将神经近心端自孔内抽出撕脱,随之再将其远心端各分支也尽可能自皮下撕脱。

5）分层缝合伤口。

（2）口外入路

1）切口:在患侧眶下缘下方约 1cm 处,做长约 2cm 的横弧形切口位于眶下孔上方。

2）切开皮肤、皮下组织、肌、骨膜,显露骨面及眶下孔和神经血管束。

3）其余步骤同口内进路。

（二）下牙槽神经切断撕脱术

【适应证】

1. 确诊为原发性三叉神经痛,定位于下牙槽神经,在用药物治疗和其他治疗无效的患者。

2. 原发性三叉神经痛,确定有几支（含下牙槽神经）疼痛症状并存者,在进行其他末梢支撕脱术的同时,行下牙槽神经切断撕脱术。

【禁忌证】

1. 定位不准确者。

2. 病程较短、疼痛较轻者,先给予保守治疗,暂不予手术。

3. 对于病原因素存在于神经高位者,不宜进行末梢支撕脱术。

【操作步骤】

1. 体位　取半卧位或仰卧位,头偏向健侧。

2. 麻醉　用2%利多卡因局部阻滞麻醉或全身麻醉。

3. 手术步骤

（1）口内入路

1）切口：于下颌支前缘稍内侧至磨牙后区舌侧，切开口腔黏膜长约3~4cm。

2）在下颌升支内侧与翼内肌之间钝性剥离，牵拉开翼内肌，显露出下颌小舌及下颌孔，在其上方找出进入下颌孔的血管神经束。

3）用钝性分离法将神经与血管分开，并用单钩或丝线将神经牵出，用两把止血钳，分上下端夹住神经血管束，从中间切断，然后分别扭转止血钳，尽量将神经抽出撕脱。

4）对伴有舌神经痛和颊神经痛者亦可在此切口内找到此两支神经切断撕脱之。

5）彻底止血后，缝合软组织，安放引流条，24小时后拔出。

（2）口外入路

1）切口：始于患侧下颌支后缘，绕下颌角及距下颌骨下缘1.5cm向前至下颌下区，做一长约5cm的弧形切口。

2）切开皮肤、皮下组织及颈阔肌。剥离过程中注意保护面神经下颌缘支。

3）沿下颌下缘切开咬肌附着及骨膜，并将其自骨面剥离。向上翻起，充分显露出下颌角部的颊侧骨面。

4）在下颌角至下颌最后磨牙远中连线中点处用球形牙钻和骨凿在骨外板上形成一直径约1.5cm的圆形（或矩形）骨窗。

5）除去骨松质，显露出下牙槽血管神经束，用钝分离法剥离出神经，切断并撕脱之。

6）充分止血后，分层缝合切口。

【注意事项】

口内切口、翼下颌间隙入路法，同时撕脱下牙槽神经、舌神经和颊长神经时，由于切口暴露较差，容易出血。因此，要加大切口，将神经和血管仔细分开，注意止血，并放置引流条。

（郑晓辉）

第十三节 颌骨囊肿开窗术与摘除术

一、颌骨囊肿开窗术

【概述】

颌骨囊肿开窗术是指通过采用局部开窗的手术方法,使囊腔与口腔相通,减小囊肿向周围膨胀生长的应力,从而阻止骨质吸收使囊腔缩小,为囊腔周围骨质再生创造条件,最终达到缩小或治愈囊肿的目的。

【适应证】

1. 累及范围大,单纯行刮除术可能引起病理性骨折或者造成邻近结构损伤的颌骨囊性病变,如牙源性角化囊性瘤、成釉细胞瘤等。

2. 含牙囊肿累及的牙齿牙根尚未发育完成,通过开窗术可能引导其萌出者。

3. 因严重系统性疾病而不能耐受囊肿刮除术、骨移植术和全身麻醉或者是拒绝上述手术的患者。

【禁忌证】

1. 患有全身系统性疾病不能耐受手术或术后可能存在严重并发症者。

2. 患有神经或精神类疾患无法配合手术者。

【操作步骤】

1. 体位 手术体位可采用坐位或仰卧位。

2. 麻醉 一般在局部麻醉下进行手术,可根据具体情况选择口服或静脉给药镇静,必要时可采用静脉 - 吸入复合麻醉。

3. 手术步骤

(1)切口:在牙槽突的唇颊侧囊肿膨隆部位,距龈缘 0.5cm 以上,水平切开黏骨膜。

(2)翻瓣:用骨膜剥离器仔细剥离黏骨膜,翻开黏骨膜瓣,暴露囊肿部位的骨壁。

(3)开窗:高速涡轮钻或超声骨刀小心去除骨壁,显露囊壁后扩大囊肿表面的骨壁形成椭圆形窗口。

（4）病检：在暴露的囊壁表面与黏膜切口相垂直处切除部分囊壁，切除的标本送病理检查。

（5）缝合：将囊壁上皮与黏骨膜边缘进行缝合，形成袋口。冲洗囊腔并清除骨屑后，囊腔内填塞碘仿纱条。

（6）术后处理：术后定期复查行囊腔冲洗并更换碘仿纱条，评估病变缩小程度，待病变直径缩小至 2~3cm 时手术刮除病变。

【注意事项】

1. 颌骨囊肿多向唇颊侧膨隆，故囊腔袋口尽可能选择牙槽突的唇颊侧区域，但应注意保护颏神经等重要解剖结构。

2. 部分囊性病变包含有多个囊腔，术中应将其连通，便于引流。

二、颌骨囊肿摘除术

【概述】

颌骨囊肿摘除术是通过手术治疗颌骨囊性病变的一种治疗方法。根据手术入路通常分为口内法颌骨囊肿摘除术和口外法颌骨囊肿摘除术。

（一）口内法颌骨囊肿摘除术

【适应证】

1. 下颌骨中小型囊肿。

2. 上颌骨大、中、小型囊肿，特别适用于术中须同时拔除患牙的患者。

【禁忌证】

1. 囊肿直径不超过 1cm，有望通过治疗累及牙齿使囊肿缩小或消失者。

2. 囊肿伴有急性炎症者。

3. 患有全身系统性疾病不能耐受手术或术后可能存在严重并发症者。

4. 患有神经或精神类疾患无法配合手术者。

【操作步骤】

1. 体位 患者取坐位或仰卧位。

2. 麻醉 视囊肿部位、大小、手术入路及患者自身情况选择局部麻醉或全身麻醉。

3. 手术步骤

（1）切口：一般小型囊肿可做弧形切口，但较大的囊肿，特别是手术须同时拔除患牙者，可采用梯形或角形切口。

（2）翻瓣：按切口设计切开黏骨膜后，用骨膜剥离器剥离黏骨膜，翻开黏骨膜瓣。

（3）开窗：用高速涡轮钻或超声骨刀去除囊肿表面的骨壁，以显露囊肿。囊肿表面骨质去除的范围以能显露囊肿、便于摘除囊肿为宜。

（4）摘除囊肿：沿囊壁和骨壁间隙，用骨膜剥离器仔细剥离囊壁，尽可能完整剥离囊壁，并确保无囊壁残留。若术中与上颌窦相通而上颌窦有炎症时，可同期行上颌窦根治术，并在下鼻道开窗；若术中与上颌窦相通而上颌窦无炎症时，则仅将囊肿与上颌窦黏膜一并剥除，再在下鼻道开窗，无需做上颌窦根治术。此外，当囊肿较大时，在剥离囊壁前，可先用注射器抽吸出部分囊液，减少张力，以尽可能完整剥离囊壁。

（5）清理缝合：修整骨壁，清理并冲洗创面，骨腔内视情况可考虑植入自体骨、骨替代材料、富血小板血浆等，严密缝合。术后加压包扎。

【注意事项】

1. 翻瓣时应确保黏骨膜瓣的基底部较瓣的游离缘宽，以保证血供。

2. 切口应设计在囊肿范围以外的正常骨质处，一般应距囊肿边缘 0.5cm 以上。做弧形切口时，弧形切口的中点应距龈缘 0.5cm。

3. 翻瓣时要注意囊肿表面有无骨质覆盖，若存在骨质吸收，囊壁与黏骨膜瓣粘连，则应进行仔细锐性分离，以防囊壁残留，避免术后复发。

4. 剥离囊壁要避免损伤邻近解剖结构如鼻腭神经血管束、下牙槽神经血管束等，防止穿通鼻腔、上颌窦等。

5. 囊肿涉及牙根且需保留患牙者，应在术前行根管治疗；对于不能保留的患牙可同期拔除。

（二）口外法颌骨囊肿摘除术

【适应证】

累及范围较大的下颌骨囊肿特别是累及下颌角和下颌支的囊肿，通过口内法摘除较为困难者。

【禁忌证】

1. 囊肿伴有急性炎症者。

2. 患有全身系统性疾病不能耐受手术或术后可能存在严重并发症者。

3. 患有神经或精神类疾患无法配合手术者。

【操作步骤】

1. 体位　患者采用仰卧位。

2. 麻醉　多采用全身麻醉。

3. 手术步骤

（1）切口：沿耳垂下方下颌支后凹中部向下，绕过下颌角后，再沿下颌骨下缘 2cm 处，做平行于下颌骨下缘的手术切口，向前达颏部。

（2）翻瓣：沿设计切口，切开皮肤、皮下组织、颈阔肌和颈深筋膜，结扎面动静脉，沿此平面向上分离，显露下颌骨下缘，再沿下颌骨下缘切开咬肌附着与骨膜，用骨膜剥离器沿骨膜下剥离并将组织瓣向上翻转，显露下颌角和下颌支骨面。

（3）开窗：用高速涡轮钻去除囊肿表面的骨质，以显露囊腔。囊肿表面骨质去除的范围，以能显露囊肿、便于摘除囊肿为宜。

（4）剥离囊壁：沿囊壁和骨壁间隙，用骨膜剥离器仔细剥离囊壁，并确保无囊壁残留。

（5）创面处理：修整骨壁边缘，清除骨碎屑，冲洗骨腔，分层复位缝合骨膜、咬肌，创腔内放置引流，最后将颈深筋膜、颈阔肌、皮下组织与皮肤切口分层缝合。面部加压包扎。

【注意事项】

1. 下颌下缘切口应至少沿下颌骨下缘 1.5cm 以上，避免损伤面神经下颌缘支。

2. 术中注意避免损伤下牙槽神经血管束。

3. 囊肿涉及牙根且需保留患牙者，应在术前行根管治疗；对于不能保留的患牙可同期拔除。

第十四节　唾液腺结石取出术

【概述】

唾液腺结石取出术是指通过手术取出下颌下腺导管内的涎石（即唾液腺结石），从而恢复下颌下腺导管通畅的手术方法。

【适应证】

1. 患者存在明显的进食前后下颌下区反复肿痛史，经临床检查或口底 X 线片确诊下颌下腺导管有涎石。

2. 下颌下腺导管口底段可查见涎石，而下颌下腺未出现明显纤维化者。

【禁忌证】

1. 涎石伴有导管口周围黏膜红、肿,口底有明显水肿、压痛,或已有明确的下颌下腺炎表现,甚至出现下颌下区蜂窝织炎及间隙感染表现者。

2. 位于下颌下腺腺体内或导管深部的涎石,通过口底入路无法取出者。

3. 患有全身系统性疾病不能耐受手术或术后可能存在严重并发症者。

4. 患有神经或精神类疾患无法配合手术者。

【操作步骤】

1. 体位　患者采用坐位或平卧位。

2. 麻醉　采用舌神经阻滞麻醉或局部浸润麻醉。

3. 手术步骤

(1)切口:从口外将患侧口底组织向上推起后,在涎石的近心端,用丝线从导管深部穿过口底组织,提起涎石近心端的导管,避免在手术操作中涎石往导管近心端滑行或进入下颌下腺内。仔细扪诊在涎石所在部位后沿导管走行方向做一纵形切口,切开黏膜,钝性分离黏膜下组织,显露下颌下腺导管。

(2)取出涎石:沿下颌下腺导管长轴切开导管壁,显露涎石后将其取出。

(3)处理伤口:生理盐水冲洗创面,拆除手术前穿过导管下方的缝线。间断缝合口底黏膜。

【注意事项】

1. 在明确涎石位置,并从涎石近心端穿过引线前,应从下颌下区用手指将口底推向上方,以利操作。

2. 沿切口切开黏膜后,应小心分离黏膜下组织,避免往导管内侧深部剥离,损伤舌神经、舌动脉与舌静脉。

3. 在摘除涎石时应避免器械将涎石夹碎。

4. 缝合口底黏膜时,导管切口不必缝合,并避免缝合过深损伤下颌下腺导管,导致术后导管狭窄。

5. 术后建议患者进食酸性食物,刺激腺体分泌唾液并嘱患者行下颌下腺区局部按摩,以保持导管通畅,并及时排出未完全清除的细小涎石。

(刘　显)

第十五节　恒牙外伤复位固定术

【概述】

恒牙外伤复位固定术是对外伤后出现亚脱位及部分脱位的患牙进行固定,尽可能使其回归正常排列而采取的治疗措施。

【适应证】

恒牙外伤后牙齿出现明显的松动或移位(包括:半脱出/挫入/侧方脱位),X线检查不伴牙根折断且未出现脱落者。

【禁忌证】

1. 外伤合并颅脑外伤等危及生命的并发症者。

2. 患有全身系统性疾病不能耐受手术或术后可能存在严重并发症者。

3. 精神智力障碍的儿童不能配合手术者。

4. 年轻恒牙发生轻微程度的挫入性脱位,根尖孔尚未发育完成者。

【操作步骤】

1. 安抚患者情绪后用棉球拭净术区周围污染物。

2. 以表面麻醉药物涂布于正常黏膜表面并保持 30~60 秒,确保表面麻醉过程中局部干燥,以保证麻醉效果。

3. 去除表面麻醉药物,进针点局部消毒后,缓慢注射局部麻醉药物于术区周围。

4. 2~5 分钟后,以生理盐水反复清洗术区,清理完毕后进行术区消毒。

5. 仔细检查软组织外伤情况,对撕裂的软组织进行复位缝合。

6. 对松动明显的亚脱位、半脱出、挫入及侧方脱位的牙齿进行手法复位,术中以邻牙、对颌牙、牙槽骨以及患者术前的照片作为参照,尽可能将患牙复位到术前状态。

7. 根据需要对复位后的患牙进行固定,可根据具体情况选择牙弓夹板+钢丝,复合树脂+钢丝,正畸托槽+钢丝,超强石英纤维+复合树脂夹板或预成钛链+复合树脂等固定方法。

8. 检查固定后牙齿的位置,确保复位准确,并明确咬合情况,如果出现早接触或咬合干扰应调整咬合。

【注意事项】

1. 对于发生亚脱位,牙根发育尚未完成的患者,进行复位固定术后根尖区可能重建血液循环,保存牙髓活力,因此在无牙髓症状的情况下可暂时观察,不进行牙髓治疗。

2. 对于发生亚脱位、半脱出,挫入及侧方脱位的患牙,在创伤初期牙髓活力测验一般无反应,固定后应密切观察患牙的症状,如果出现牙髓症状或牙髓活力测试出现牙髓坏死的征象,应转诊牙体牙髓科进行评估,并视具体情况进行牙髓治疗。

3. 对于单纯的亚脱位以及不伴牙槽突骨折的半脱出、挫入及侧方脱位,固定时间为2~4周,对于颊舌向的侧方脱位,或伴有牙槽突骨折的脱位,固定时间为4~8周。

4. 对全身情况稳定,但无法配合或无法耐受局麻的患者应选择其他麻醉方式,如口服药物或笑气辅助镇静,静脉-吸入复合麻醉等。

5. 术后嘱患者保持口腔卫生,避免局部刺激。

第十六节 牙槽骨骨折复位固定术

【概述】

对牙外伤后产生的牙槽突骨折进行复位固定的方法(常合并牙齿侧方脱位、全脱出,牙折等)。

【适应证】

1. 外伤后出现牙槽骨错位或不连续。

2. 外伤后出现多颗牙的移位,伴有咬合干扰或检查一颗牙时出现多颗牙以及牙槽突的整体动度。

【禁忌证】

1. 外伤合并颅脑外伤等危及生命的并发症者。

2. 患有全身系统性疾病不能耐受手术或术后可能存在严重并发症者。

3. 精神智力障碍的儿童不能配合手术者。

【操作步骤】

1. 安抚患者情绪后用棉球拭净术区周围污染物。

2. 以表面麻醉药物涂布于正常黏膜表面并保持 30~60 秒,确保表面麻醉过程中局部干燥以保证麻醉效果。

3. 去除表面麻醉药物,进针点局部消毒后,缓慢注射局部麻醉药物于术区周围。

4. 2~5 分钟后,以生理盐水反复清洗术区,清理完毕后进行术区消毒。

5. 仔细检查牙槽骨外伤错位及缺损情况,清理局部血凝块,完全游离的骨屑以及肉芽组织,对移位的牙槽骨进行手法复位,对不能顺利复位的区域可借助骨剪或涡轮钻进行修整后再行复位。

6. 牙槽骨复位后,检查软组织外伤情况,对撕裂的软组织进行复位缝合。

7. 根据需要对牙槽骨骨折区域以及骨折区域两侧的牙进行固定,以保证复位效果,可根据具体情况选择牙弓夹板 + 钢丝,复合树脂 + 钢丝,正畸托槽 + 钢丝,超强石英纤维 + 复合树脂夹板,预成钛链 + 复合树脂以及坚固内固定等。

8. 检查固定后牙及牙槽骨的位置,确保复位准确,并检查咬合情况,如果出现早接触或咬合干扰应调整咬合。

【注意事项】

1. 对于牙槽骨骨折区域累及的牙,固定后应密切观察患者患牙的症状,如果出现牙髓症状或牙髓活力测试出现牙髓坏死征象应及时转诊牙体牙髓科进行评估,并视具体情况进行牙髓治疗。

2. 牙槽突骨折,固定时间为 4~8 周。

3. 对全身情况稳定,但无法配合或无法耐受局麻的患者应选择其他麻醉方式,如口服药物或笑气辅助镇静,静脉 - 吸入复合麻醉等。

4. 术后嘱患者保持口腔卫生,避免局部刺激,预防性应用抗生素。

第十七节　牙再植术

【概述】

牙再植术是对外伤后全脱出的患牙进行复位固定,尽可能使其回归正常排列而采取的治疗措施。

【适应证】

恒牙外伤导致牙齿脱落,脱落时间短,根面污染轻微。

【禁忌证】

1. 外伤合并颅脑外伤等危及生命的并发症者。

2. 患有全身系统性疾病不能耐受手术或术后可能存在严重并发症者。

3. 精神智力障碍的儿童不能配合手术者。

4. 外伤后脱落伴严重污染的患牙,暴露在干燥的环境中时间过长的患牙,或局部牙槽骨骨折或缺失情况严重等,不适合进行牙再植者。

【操作步骤】

1. 安抚患者情绪后用棉球拭净术区周围污染物。

2. 以表面麻醉药物涂布于正常黏膜表面并保持 30~60 秒,确保表面麻醉过程中局部干燥以保证麻醉效果。

3. 去除表面麻醉药物,进针点局部消毒后,缓慢注射局部麻醉药物于术区周围。

4. 2~5 分钟后,以生理盐水反复清洗术区,清理完毕后进行术区消毒。

5. 仔细检查软组织外伤情况,对撕裂的软组织进行复位缝合。

6. 对于外伤后及时放回牙槽窝内的患牙,术中以邻牙、对颌牙、牙槽骨以及患者术前的照片作为参照,尽可能将患牙复位到术前位置再进行固定,可根据具体情况选择牙弓夹板 + 钢丝,复合树脂 + 钢丝,正畸托槽 + 钢丝,超强石英纤维 + 复合树脂夹板或预成钛链 + 复合树脂等固定方法。

7. 对于外伤后置于牛奶、唾液以及生理盐水等缓冲液中的患牙,应用生理盐水小心擦拭牙体表面以及牙槽窝内面确保清洁,术中以邻牙、对颌牙、牙槽骨以及术前患者的照片作为参照,尽可能将患牙复位到术前位置再进行固定,可根据具体情况选择牙弓夹板 + 钢丝,复合树脂 + 钢丝,正畸托槽 + 钢丝,超强石英纤维 + 复合树脂夹板或预成钛链 + 复合树脂等固定方法。

8. 对于外伤后直接暴露在空气中超过 60 分钟的患牙,牙髓坏死以及牙根吸收的概率较大者,应彻底清理牙体表面,去除牙槽窝内血凝块及骨屑,可在再植前对根尖孔已经闭合的牙做根管治疗,术中以邻牙、对颌牙、牙槽骨以及术前患者的照片作为参照,尽可能将患牙复位到术前位置再进行固定,可根据具体情况选择牙弓夹板 + 钢丝,复合树脂 + 钢丝,正畸托槽 + 钢丝,超强石英纤维 + 复合树脂夹板或预成钛链 + 复合树脂等固定方法。

9. 检查固定后牙齿的位置,确保复位准确,并检查咬合情况,如果出现早接触或咬合干扰应调整咬合。

【注意事项】

1. 对于脱出时间短,再植前牙齿污染小,且置于牙槽窝或缓冲溶液里的根尖孔尚未完全闭合的患牙,由于牙髓和根面牙周膜部分活性得到保存,再植后获得牙髓和牙周再生可能性大,预后较好。

2. 对于再植时根尖已经闭合的患牙,牙髓再生能力相对较差,固定后应密切观察患者患牙的症状,如果出现牙髓症状或牙髓活力测试出现牙髓坏死的征象,应转诊牙体牙髓科进行评估,并视具体情况进行牙髓治疗。

3. 对于在体外干燥坏境中时间长,牙体污染严重的牙齿,预后最差,应及时进行牙髓治疗,并定期复查观察牙根吸收以及牙骨粘连情况。

4. 对于全脱位的牙齿牙弓夹板的固定时间为 4~8 周。

5. 对全身情况稳定,但无法配合或无法耐受局麻的患者应选择其他麻醉方式,如口服药物或笑气辅助镇静,静脉 - 吸入复合麻醉等。

6. 术后嘱患者保持口腔卫生,避免局部刺激,可预防性应用抗生素。

第十八节 牙 移 植 术

【概述】

自体牙移植术是指将牙齿从一个牙位移植到同一个体的另一个牙位,包括将埋伏、阻生或萌出的牙齿转移到手术制备的牙槽窝内,从而替代不能保留的患牙。

【适应证】

1. 受植区患牙因龋坏、牙周病以及外伤拔除,受植区牙槽窝有足够的宽度和高度来完全容纳供体牙,而且牙周膜存留情况良好者。

2. 供体牙无重要功能、并且牙根形态与受牙区牙槽窝形态匹配,特别是供体牙牙根发育至 2/3~3/4 者。

【禁忌证】

1. 受植区存在尚未完全控制的炎症者。

2. 受植区近远中或颊舌向宽度不足以容纳供体牙,经过预备牙槽窝及片切邻牙仍不能获得足够空间者。

3. 患有全身系统性疾病不能耐受手术或术后可能存在严重并发症者。

4. 精神智力障碍的儿童不能配合手术者。

【操作步骤】

1. 安抚患者情绪后用棉球拭净术区。

2. 以表面麻醉药物涂布于正常黏膜表面并保持30~60秒,确保表面麻醉过程中局部干燥,以保证麻醉效果。

3. 去除表面麻醉药物,进针点局部消毒后,缓慢注射局部麻醉药物于受植区及供体牙根尖部位。

4. 2~5分钟后,清理术区并消毒。

5. 以微创方法拔除受植区患牙,为同期植入供体牙提供条件。

6. 以微创方法拔除供体牙,并以温热生理盐水冲洗以尽可能保持牙周膜活力。

7. 仔细测量供体牙及受植区,试戴供体牙,小心调整受植区牙槽窝,在尽可能保留牙槽窝牙周膜的前提下扩大牙槽窝,直到与供体牙相匹配。

8. 供体牙就位后,修整并缝合周围牙龈软组织,确保形成较好的软组织封闭。

9. 对供体牙进行固定,选用牙弓夹板+钢丝,复合树脂+钢丝,正畸托槽+钢丝或预成钛链+复合树脂等固定方法将供体牙与邻牙妥善固定。

10. 检查固定后牙齿的位置和咬合情况,必要时调整咬合。

【注意事项】

1. 对于根尖孔尚未完全闭合的供体牙,由于牙髓、牙周组织的活性能够得到保存,再植后获得牙髓和牙周再生可能性大,预后较好。

2. 对于再植时根尖已经闭合的牙齿,牙髓再生能力相对较差,可以拔牙后即刻或固定后2周进行根管治疗。

3. 对于自体牙移植的固定时间为4~8周。

4. 为了提高手术可预测性,术前可对患者受植区和供体牙的三维数据进行采集,并以3D打印技术打印供体牙模型,以此模型为标准制备受植区牙槽窝,从而避免供体牙拔除后长期暴露对牙髓及牙周膜的影响,提高手术成功率。

5. 术后1、3、6、12个月应行X线检查明确供体牙存活情况,以及是否发生牙根吸收、牙骨粘连等情况。

6. 对全身情况稳定,但无法配合或无法耐受局麻的患者应选择其他麻醉方式,如口服药物或笑气辅助镇静,静脉 - 吸入复合麻醉等。

7. 术后嘱患者保持口腔卫生,避免局部刺激,可预防性使用抗生素。

(王 了)

第十九节　面部皮脂腺囊肿摘除术

【概述】

皮脂腺囊肿(sebaceous cyst)是因皮脂腺导管阻塞后,腺体内分泌物潴留而形成的囊肿。对囊肿进行外科切除的术式称为皮脂腺囊肿摘除术。

【适应证】

1. 确诊为皮脂腺囊肿,精神正常,身体健康,可配合手术者。

2. 非急性炎症期。

【禁忌证】

1. 精神或神经状态不佳,或心理准备不充分者。

2. 有出血倾向的疾病。

3. 患有未控制的糖尿病和传染性疾病。

4. 有心、肺、肝、肾等重要器官严重疾患者。

【操作步骤】

1. 体位　躺位或半躺位,暴露囊肿部位,局部消毒铺巾。

2. 麻醉　皮下局部浸润麻醉,注意勿注射进囊肿内。

3. 沿颜面部皮纹方向做梭形切口,切开皮肤后,锐性分离囊壁,将囊肿完整摘除,切除包括囊壁粘连皮肤。

4. 修整皮肤边缘,采用美容线对位缝合。

【注意事项】

1. 面部皮肤美容切口。

2. 完整去除粘连皮肤及囊肿,防止复发。

3. 瘢痕体质者,术前和患者进行充分沟通,确保患者充分了解术后创面瘢痕可能出现的情况。

第二十节　面部色素痣切除术

【概述】

黑色素痣(melanocytic nevus)来源于表皮基底层产生黑色素的色素细胞。多发于颜面部皮肤,发生于口腔黏膜的称为黑色素斑。对影响美观或存在恶变可能者需要进行手术切除。面部色素痣切除术应遵循美容外科手术原则。

【适应证】

凡身体健康,精神正常,可配合手术者。

【禁忌证】

同"皮脂腺囊肿摘除术"。

【操作步骤】

1. 常规消毒铺巾。

2. 麻醉　皮下局部浸润麻醉,注意勿注射进痣内。

3. 距黑痣边缘2mm左右正常组织切开,沿颜面部皮纹切开,切除深度至皮下组织。

4. 如果选择分次切除,第一次切除应在黑痣中央。

5. 术后创面可采用直接缝合、荷包缝合、局部皮瓣转移、自体(异体)皮片移植覆盖或扩张器植入术等。

【注意事项】

1. 术前排除恶性黑色素瘤疾病。

2. 术中避免黑痣植入发生。

3. 术后切除的黑痣送病理检查。

4. 瘢痕体质患者,术前要充分沟通,确保患者充分了解术后创面瘢痕可能出现的情况。

第二十一节　面部皮肤良性肿瘤切除术

【概述】

对影响美观或功能的颜面部皮肤的良性肿瘤,如纤维瘤、血管瘤等,予以手术方法切除,以达到美观和保有功能的目的。

【适应证】

1. 身体健康,无全身严重系统性疾病,同意手术切除者。

2. 影响美观或功能者。

【禁忌证】

1. 患有全身系统性疾病无法耐受手术者。

2. 患有神经及精神疾病无法配合手术者。

【操作步骤】

1. 常规消毒铺巾。

2. 麻醉　局部浸润麻醉。

3. 手术切口应位于距肿瘤边缘外侧约 2mm。

4. 沿颜面部皮纹切开,达肿瘤底部正常组织内,完整摘除肿瘤。

5. 术后创面可采用直接缝合、荷包缝合、局部皮瓣转移、自体(异体)皮片移植覆盖等。

【注意事项】

1. 术中尽可能保护肿瘤包膜完整性。

2. 手术遵循美容手术要求。

3. 瘢痕体质患者,术前要充分沟通。确保患者充分了解术后创面瘢痕可能出现的情况。

第二十二节　面部皮下浅表性良性肿瘤切除术

【概述】

对影响美观或功能的,或有癌变倾向的颜面部皮下表浅的良性肿瘤,如纤维瘤、脂肪瘤、皮样囊肿、表皮样囊肿等,予以手术方法切除,以达到美观、保有功能、预防癌变的目的。

【适应证】

1. 凡是身体健康,精神及神经正常,主动要求治疗并可以配合者。

2. 明显影响外观或功能障碍者。

【禁忌证】

1. 精神不正常或心理准备不足者。

2. 有出血倾向的疾病。

3. 患有未控制的糖尿病和传染性疾病。

4. 有心、肺、肝、肾等重要器官严重疾患者。

【操作步骤】

1. 常规消毒铺巾。

2. 麻醉　沿切线皮内局部浸润麻醉,注意勿注射进肿瘤内。

3. 沿颜面部皮纹切开,仔细分离肿瘤并沿包膜囊壁完整切除。

4. 切除深度达肿瘤底部正常组织内。

5. 术后创面可采用直接缝合、荷包缝合、局部皮瓣转移、自体(异体)皮片移植覆盖或扩张器植入术等。较大缺损可行二期自体组织或代用品充填修复。

【注意事项】

1. 有感染者,不做手术摘除。

2. 尽量取净囊壁防止复发。

3. 遵循颜面美容手术原则,皮肤修整后缝合或转瓣修复缺损。

4. 瘢痕体质患者,术前要充分沟通,确保患者充分理解术后创面瘢痕可能出现的情况。

(周京琳)

第二十三节 口腔良性病损的微波热凝术

【概述】

微波是一种波长短频率高的电磁波,被人体组织吸收后能产热,是其治疗疾病的基础。

【适应证】

1. 黏液腺囊肿。

2. 乳头状瘤、刺激性纤维瘤、牙龈瘤。

3. 口腔扁平苔藓、口腔溃疡、口腔白斑、唇炎等口腔黏膜病。

4. 口腔中小型脉管畸形。

【禁忌证】

1. 活动性结核病患者。

2. 带有心脏起搏器者。

【操作步骤】

1. 按照病损所在部位,选择局部阻滞麻醉或浸润麻醉。

2. 根据病种选择相应的天线,脉管畸形、黏液腺囊肿等选用针状天线,根据肿瘤直径大小选择不同长度的针状天线。白斑、扁平苔藓、乳头状瘤等选择圆盘状天线,根据病变大小选择不同直径的圆盘天线。也可视情况选择两种天线交替使用。

3. 热凝时右手持针状天线刺入肿瘤中心或圆盘天线紧贴病损表面,脚踏开关启动热凝。天线输出功率在 20~40W,持续时间为 5~10 秒。病损面积大者,可分散或分次热凝。

4. 热凝时病变缩小,黏膜变白或焦痂状。

【注意事项】

1. 热凝时注意避开局部重要解剖结构,如神经、血管。

2. 若一次治疗未愈,可再次热凝。

3. 术后应保持口腔清洁,可酌情给予抗生素、止痛药。

4. 可佩戴眼罩和防护帽对患者的眼睛和颅脑行适当防护。

5. 孕妇慎用。

第二十四节　茎突过长修整术

【概述】

用于治疗茎突过长而引起咽部疼痛或感觉异常的手术方式。

【适应证】

茎突过长综合征。

【禁忌证】

1. 严重全身系统性疾病不能手术者。

2. 颌面部恶性肿瘤患者。

【操作步骤】

1. 全身麻醉下,根据情况选择传统的口内、颈部横形切口手术进路或改良后手术进路。

2. 口内进路　分离扁桃体,显露扁桃体上极,继续钝性剥离至下极,推至后内下方。用手指触摸扁桃体窝确定茎突末端位置,多在扁桃体窝中后上部,于该处纵行切开咽上缩肌,分离所覆筋膜和肌肉等软组织,达茎突末端,切断茎突舌骨韧带,尽可能暴露茎突,截断暴露的部分茎突后缝合扁桃体,复位。

3. 颈部横形切口进路　从胸锁乳突肌前缘开始分离周围组织,将颈部大血管、神经向后牵开,找出茎突舌骨肌,沿茎突舌骨肌表面分离过长茎突。这种术式发生感染与出血较少,但存在术中损伤重要神经、血管,术后皮肤形成瘢痕等风险。

4. 改良下颌下缘切口进路　患侧下颌下区后部距下颌下缘约 1.5~2cm 处做一与下颌下缘平行切口,切口向后越过下颌角后 1cm,向前水平延伸约 3~4cm,找到下颌下腺后缘,将其掀起后找到二腹肌后腹,沿该肌平面向前,找到与其平行的茎突舌骨肌,沿茎突舌骨肌表面做平行于该肌长轴的切口,分离并找到过长茎突。该改良术式具有路径短,位置浅显,避开了茎突深部重要血管神经等特点,同时术中出血少,视野清晰,更加合理安全。

5. 找到过长茎突后予以截断,保留茎突长度在 2.5cm 内,取出断端。

6. 创口止血、冲洗后,于创口处留置引流条或引流片,分层缝合创口,外置敷料、固定。

【注意事项】

1. 孕妇及高龄人群慎重考虑。

2. 茎突浅面有颈外动脉与面神经,茎突根部内侧有颈静脉孔,颈静脉孔前方有颈内动脉外口,外侧有颈内静脉,内侧有舌咽神经、迷走神经和副神经出颅,这些神经向下走行,并位于茎突深面。因此术中应谨慎,避开重要邻近的解剖结构。

3. 选择口内手术进路时,术中需时刻保持呼吸道通畅,传统口内法需切除扁桃体,改良后术式可完整保留扁桃体。但口内进路存在位置深、显露差、感染概率大,可能在术区发生肿胀等缺陷。

4. 改良下颌下缘术式应注意对面神经下颌缘支的保护,避免过度牵拉,以防出现神经麻痹或损伤;避免损伤面动脉及分支,以防术中、术后出血。

（梁新华）

第三章

伴有系统性疾病患者口腔
外科门诊处理常规

在口腔外科门诊临床工作中,为了确保手术安全除了需要明确患者主诉,进行口腔相关临床、影像学以及实验室检查明确专科治疗方案以外,还应对患者全身各系统的情况进行详细的回顾与评估,采用必要的辅助检查,以明确患者的全身情况是否能够耐受门诊外科手术。

对患有可能影响手术安全的全身系统性疾病的患者,除了对患者全身情况进行初步的评估以外,还应当积极引导患者进行相关专科检查与治疗,待病情稳定、能够保障手术安全后进行口腔外科门诊手术治疗,并根据患者病情的轻重情况选择入院手术治疗,镇静下治疗以及心电监护下治疗等。

本章将以临床中常见的,对口腔外科门诊治疗有影响的系统性疾病为对象,对相关处理原则进行综述。

第一节 高 血 压

【概述】

高血压(hypertension)以体循环动脉血压[收缩压和(或)舒张压]增高为主要特征(收缩压≥140mmHg,舒张压≥90mmHg),可伴有心、脑、肾等器官的功能或器质性损害的临床综合征。

【注意事项】

1. 详细回顾病史,对有高血压的患者进行门诊外科治疗时,应营造良好的环境,尽量确保患者在治疗过程中无痛并缩短操作时间,尽量降低患者焦虑水平。

2. 对于收缩压 140~160mmHg,舒张压 90~95mmHg 的高血压患者可以进行常规的外科门诊手术治疗。

3. 对于收缩压 160~190mmHg,舒张压 95~110mmHg 的高血压患者,应先于心血管内科评估,术前半小时到一小时服用降压药物,在心电监护下完成外科门诊手术治疗。

4. 对于收缩压大于 190mmHg,舒张压大于 110mmHg 的患者应推迟择期手术,并建议患者心血管内科就诊进行病情评估并调整血压,待血压得到较好的控制再行治疗。

5. 治疗中应尽量避免在局部麻醉药物中加入具有血管收缩作用的药物(如肾上腺素),必要时可以在监护下使用,并严密监测血压及心率变化。

6. 因患者一般服用血管舒张药物,在治疗过程中避免体位发生较大的变化。

第二节　心血管疾病

一、心绞痛

【概述】

心绞痛(angina pectoris)是一条或多条冠状动脉狭窄,导致冠状动脉的运氧能力不能满足心肌供氧需求从而引发心绞痛,特点为胸前区阵发性、压榨性疼痛,疼痛主要位于胸骨后部,可放射至心前区与左上肢,常在劳动或情绪激动时发生,每次发作持续 3~5 分钟,可数日一次,也可一日数次,休息或用硝酸酯类制剂后可消失。

【注意事项】

1. 详细的病史回顾　主要包括发作频率、发作时间、发作的严重程度,对药物治疗的反应等。

2. 如果心绞痛只由中等强度的活动诱发,且患者休息或舌下含化硝酸甘油后可缓解,则可以在密切心电监护下完成门诊外科手术治疗。

3. 如果轻微强度的活动诱发疼痛,且多次舌下含化硝酸甘油才能缓解症状,或患者存在不稳定性心绞痛(如静息状态下疼痛或者发作频率、强度越来越高,对药物的反应越来越差等),则应推迟择期手术,待患者完成心血管内科评估与治疗后再行手术治疗。

4. 对稳定性心绞痛患者进行门诊外科手术治疗时,应营造良好的环境,尽量确保患者在治疗过程中无痛并缩短操作时间,从而尽量降低患者焦虑水平,必要时可以配合使用笑气或其他的镇静药物控制焦虑。

5. 在确保安全的情况下,可使用含肾上腺素的局部麻醉药物,有利于缓解患者疼痛,从而降低焦虑水平,但每次肾上腺素的用量不超过 0.04mg。

二、心肌梗死

【概述】

心肌梗死(myocardial infarction)是一条或多条冠状动脉狭窄,导致冠状动脉的运氧能力严重不足,特别是冠状动脉部分区域被血栓堵塞从而大部分或全部阻断其支配区域的供血,导致局部心肌缺血坏死。患者多有剧烈而持久的胸骨后疼痛,休息及硝酸酯类药物不能完全缓解,伴有血清心肌酶活性增高及进行性心电图变化,可并发心律失常、休克或心力衰竭,可危及生命。

【注意事项】

1. 详细回顾病史,择期门诊外科手术应该在患者心肌梗死发作结束 6 个月以上方可进行。

2. 对有心肌梗死病史患者进行门诊外科手术治疗时,应营造良好的环境,尽量确保患者在治疗过程中无痛并缩短操作时间,从而尽量降低患者焦虑水平,必要时可以配合使用笑气或其他镇静药物控制焦虑。

3. 在确保安全的情况下,可使用含肾上腺素的局部麻醉药物,有利于缓解患者疼痛,从而降低焦虑水平,但每次肾上腺素的用量不超过 0.04mg。

4. 对既往发生心肌梗死的患者,需仔细评估患者心血管系统功能情况,评价是否具有心律失常、充血性心力衰竭,以及是否正在服用抗凝药物等,并嘱患者心血管内科就诊评估手术风险。

三、脑血管意外(卒中)

【概述】

脑血管意外(cerebrovascular accident)是由脑部血管出血或脑血栓形成引起特定区域脑组织缺血甚至坏死。

【注意事项】

1. 详细回顾病史,对于 6 个月内发作过脑血管意外的患者应尽量避免择期手术。

2. 对于发作过脑血管意外时间间隔 6 个月以上的患者应先嘱患者心血管内科就诊采取必要的药物干预(包括控制血压、使用抗凝药物),并在心电监护下进行治疗。

3. 对有脑血管意外病史患者进行门诊手术治疗时,应营造良好的环境、尽量确保患者在治疗过程中无痛并缩短患者操作时间,从而尽量降低患者焦虑水平。

4. 尽量避免在局部麻醉药物中加入含有血管收缩作用的药物(如:肾上腺素)。

四、心律失常

【概述】

心律失常(cardiac arrhythmia)是指窦房结激动异常或激动产生于窦房结以外,激动的传导缓慢、阻滞或经异常通道传导,即心脏活动的起源和(或)传导障碍导致心脏搏动的频率和(或)节律异常。

【注意事项】

1. 详细回顾病史,大多数患者可以耐受含有血管收缩剂的局部麻醉药物(如:肾上腺素),对严重心律失常患者应避免使用肾上腺素。

2. 对有心律失常的患者进行门诊外科手术治疗时,应营造良好的环境,尽量确保患者在治疗过程中无痛并缩短操作时间,从而尽量降低焦虑水平。

3. 对于因心律失常使用心脏起搏器的患者,应避免使用可能影响起搏器工作的器械(如单极电刀等)。

五、充血性心衰

【概述】

充血性心衰(congestive heart failure)是由于心肌梗死、心肌病、血流动力学负荷过重、炎症等任何原因引起的心肌损伤,造成心肌结构和功能的变化,最后导致心室泵血或充盈功能低下。

【注意事项】

1. 详细回顾病史,对有充血性心衰的患者进行门诊外科手术治疗时,应营造良好的环境,尽量确保患者在治疗过程中无痛并缩短操作时间,从而尽量降低患者焦虑水平。

2. 部分患者可配合使用镇静药物帮助患者缓解焦虑。

3. 可在心电监护下使用含有血管收缩作用的局部麻醉药(如肾上腺素)。

4. 在治疗过程中可给予患者低流量吸氧。

六、先天性心脏病

【概述】

先天性心脏病(congenital heart disease)是胚胎发育时期由于心脏及大血管的形成障碍或发育异常而引起的解剖结构异常,或出生后本应自动关闭的通道未能闭合。

【注意事项】

1. 详细回顾病史,对有先天性心脏病的患者进行门诊外科手术治疗时,应营造良好的环境,尽量确保患者在治疗过程中无痛并缩短操作时间,从而尽量降低患者焦虑水平。

2. 可在心电监护下使用含有血管收缩作用的局部麻醉药(如肾上腺素)。

3. 可在就诊前先咨询心脏内科医师,必要时术前预防性应用抗生素。

4. 在治疗过程中可给予患者低流量吸氧。

七、风湿性心脏病

【概述】

风湿性心脏病(rheumatic heart disease)是指由于风湿热活动,累及心脏瓣膜而造成的心脏瓣膜病变。表现为二尖瓣、三尖瓣、主动脉瓣中有一个或几个瓣膜狭窄和(或)关闭不全。

【注意事项】

1. 详细回顾病史,对有风湿性心脏病的患者进行门诊外科手术治疗时,应营造良好的环境,尽量确保患者在治疗过程中无痛并缩短操作时间,从而尽量降低患者焦虑水平。

2. 尽量避免使用含有血管收缩作用的局部麻醉药(如肾上腺素),若需要使用,建议在监护下。

3. 手术过程中菌血症是此类患者发生细菌性心内膜炎的危险因素,因此术前可预防性应用抗生素。

第三节　肺　部　疾　病

一、哮喘

【概述】

哮喘（asthma）又名支气管哮喘，是由多种细胞及细胞组分参与的慢性气道炎症，此种炎症常引起气道反应性增高，导致反复发作的喘息、气促、胸闷和（或）咳嗽等症状，多在夜间和（或）凌晨发生，此类症状常伴有广泛而多变的气流阻塞，可以自行或通过治疗而逆转。

【注意事项】

1. 详细回顾病史，对有哮喘病史的患者进行门诊外科手术治疗时，应营造良好的环境，尽量确保患者在治疗过程中无痛并缩短操作时间，尽量降低患者焦虑水平。

2. 在进行口腔治疗前，确保患者哮喘的症状已经得到有效的控制，不能有呼吸道感染的症状。

3. 在治疗前可以预防性使用皮质激素，并尽量避免使用非甾体类抗炎药。

4. 治疗过程中建议在椅旁准备好含有支气管舒张药物的面罩。

二、慢性阻塞性肺疾病

【概述】

慢性阻塞性肺疾病（chronic obstructive pulmonary disease，COPD）是一种具有气流阻塞特征的慢性支气管炎和（或）肺气肿，可进一步发展为肺心病和呼吸衰竭的常见慢性疾病。

【注意事项】

1. 详细回顾病史，对有慢性阻塞性肺疾病的患者进行门诊外科手术治疗时，应营造良好的环境，尽量确保患者在治疗过程中无痛并缩短操作时间，从而尽量降低患者焦虑水平。

2. 在进行口腔治疗前，长期使用皮质激素的患者，应咨询呼吸内科医师意见，适当调整药物剂量。

3. 在进行口腔治疗时,尽量使患者坐立以利于分泌物的排出,并尽量把治疗时间安排在下午,以利于分泌物排出。

4. 对于严重慢性阻塞性肺疾病的患者,在治疗过程中应避免常规吸氧以防止产生呼吸抑制。

5. 治疗过程中密切观察呼吸、心率,在椅旁建议准备好含有支气管舒张药物的面罩。

三、结核

【概述】

结核病(tuberculosis)是由结核分枝杆菌引起的慢性传染病,可侵及许多脏器,以肺部结核感染最为常见。

【注意事项】

1. 详细回顾病史,对有结核病的患者,应先咨询传染科医师明确是否具有传染性。

2. 对存在明显咽部及肺部活跃感染的患者应在通过规范治疗,传染性降低后再进行门诊手术治疗。

3. 对存在活跃传染性的患者进行急诊治疗时,应入院治疗并采取必要的防护。

第四节　肾　脏　疾　病

一、肾脏功能不全或肾衰竭

【概述】

肾脏功能不全或肾衰竭(renal failure)是多种原因引起的,肾小球严重破坏,使身体在排泄代谢废物和调节水电解质、酸碱平衡等方面出现紊乱的临床综合征,需要配合透析维持生命。

【注意事项】

1. 详细回顾病史,对有肾脏功能不全或肾衰竭的患者进行门诊外科手术治疗时,应营造良好的环境,尽量确保患者在治疗过程中无痛并缩短操作时间,从而尽量降低患者焦虑水平。

2. 在治疗前后尽量避免使用明显加重肾脏负担的药物,如果必须使用则应先咨询肾脏内科医师。

3. 避免使用具有肾脏毒性的药物,如非甾体类抗炎药。

4. 为了避免体内低凝血状态对口腔治疗的影响,透析当天避免进行口腔治疗。

5. 治疗过程中严密观察血压和心率的变化,并注意观察是否有甲状旁腺功能亢进的征象。

6. 对长期进行透析的患者,在口腔治疗前注意检查是否有感染性疾病(如乙型肝炎)。

二、肾移植术后

【概述】

肾移植(renal transplantation)是指肾脏衰竭以后通过移植供体的肾脏使受体重新获得肾脏功能。

【注意事项】

1. 详细回顾病史,对有肾移植术后的患者进行门诊外科手术治疗时,应营造良好的环境,尽量确保患者在治疗过程中无痛并缩短操作时间,从而尽量降低患者焦虑水平。

2. 在治疗前需详细咨询肾脏内科医师,确保无手术禁忌证。

3. 避免使用具有肾脏毒性的药物,可适当附加使用皮质激素。

4. 对使用免疫抑制剂的患者可预防性应用抗生素。

5. 治疗过程中严密观察血压和心率的变化。

6. 对在肾移植之前长期进行透析的患者,在口腔治疗前注意检查是否有感染性疾病(如乙型肝炎)。

第五节　肝脏功能不全

【概述】

肝脏功能不全(hepatic disorders)是指当肝脏受到某些致病因素的损害,可以引起肝脏形态结构的破坏(变性、坏死、肝硬化)和肝功能的异常。

【注意事项】

1. 详细回顾病史,了解患者肝功能不全的原因,特别是有无乙型肝炎感染史,从而做好职业防护。

2. 尽量避免使用明显加重肝脏负担的药物,如果不可避免,应该先咨询专科医师意见。

3. 对于严重肝脏损伤的患者,应评估患者凝血功能,通过评估血小板计数,出凝血时间(PT,APTT,INR 等)。

第六节 内分泌系统疾病

一、糖尿病

【概述】

糖尿病(diabetes mellitus)是由于胰岛素分泌缺陷或其生物作用受损而导致的一组以高血糖为特征的代谢性疾病。

【注意事项】

1. 对糖尿病患者进行门诊外科手术治疗时,应确保患者的血糖水平得到了较好的控制。

2. 在治疗中应营造良好的环境,尽量确保患者在治疗过程中无痛并缩短操作时间,从而尽量降低患者焦虑水平。

3. 对糖尿病患者进行治疗时应监测患者脉搏、呼吸、血压,并注意患者意识的变化,特别注意是否在术中有低血糖的表现。

4. 对于糖尿病患者,如果术前或术后不能正常饮食,应咨询内分泌科医师调整胰岛素或降糖药物用量。

二、甲状腺功能亢进

【概述】

甲状腺功能亢进(hyperthyroidism)是由于甲状腺合成释放过多的甲状腺激素,造成机体代谢亢进和交感神经兴奋,引起心悸、出汗、进食与便次增多和体重减少的病症。

【注意事项】

1. 对甲状腺功能亢进患者进行外科门诊手术治疗时,应确保患者的病情得到了较好的控制,特别注意评估患者的心血管系统是否存在病变。

2. 手术中营造良好的环境,尽量确保患者在治疗过程中无痛并缩短操作时间,从而尽量降低患者焦虑水平,避免出现"甲状腺危象"。

3. 对甲状腺功能亢进患者进行治疗时应监测患者脉搏、呼吸、血压,并注意患者意识的变化。

4. 手术中避免使用肾上腺素,避免出现心律失常等并发症。

第七节 血 液 病

一、凝血功能障碍

【概述】

凝血功能障碍(coagulation disorders)是指凝血因子缺乏或功能异常所致的出血性疾病,分为遗传性凝血功能障碍和获得性凝血功能障碍。

【注意事项】

1. 对于具有凝血功能障碍的患者,在就诊前应该咨询血液内科医师,评估手术风险以及是否需要在围手术期用药。

2. 手术前进行凝血功能检查(主要包括 PT, APTT, INR,血小板计数),对于有血液制品应用史的患者应筛查传染性疾病。

3. 手术时间应该安排在患者输注血小板、凝血因子等后确保凝血效果。

4. 术中麻醉应尽量避免进行位置较为深在的阻滞麻醉以避免形成深部血肿,局麻药物中建议加入肾上腺素促进局部血管收缩,从而减少出血。

5. 手术后应该采用促进局部凝血的措施,包括使用促进凝血的药物,处理尖锐骨尖,及时妥善缝合以及压迫止血等,术后观察 2 小时,确保形成较好的血凝块,术后嘱患者避免局部刺激,以保护血凝块的完整性。

6. 对于乙型肝炎病毒导致的肝功能损害进而引起的凝血功能异常,在手术全程应注意职业防护,避免交叉感染。

二、继发性凝血功能障碍（服用抗凝药物）

【概述】

继发性凝血功能障碍（therapeutic anticoagulation）是指某些体内存在植入物（如心脏瓣膜）、心脑血管血栓形成（如心房纤颤或心肌梗死术后）的患者需要借助对凝血功能有影响的药物进行治疗。

【注意事项】

1. 对服用阿司匹林以及抑制血小板聚集的药物的患者，手术前需要咨询专科医师意见明确停药数天（一般为 2~5 天）是否对手术安全产生影响，手术中应该采取局部措施促进血凝块形成，术后出血停止后应恢复使用药物。

2. 对服用华法林等药物的患者，在术前应当明确 INR 的基线值，如果 INR 在 2~3，可不停用药物，手术中应该采取局部措施促进血凝块形成，术后出血停止后应恢复使用药物。

3. 对服用华法林等药物的患者，术前 INR 值在 3.1 以上，应咨询血液内科医师调整用药，并连续两天测定 INR 值，在 INR 值降到 3 以下后进行手术，手术中应该采取局部措施促进血凝块形成，术后出血停止后应恢复使用药物。

4. 对术前使用肝素的患者，应咨询专科医师明确围手术期停药是否安全，手术应在停用肝素 6 小时以后进行，手术中应该采取局部措施促进血凝块形成，术后出血停止后应恢复使用药物。

三、贫血

【概述】

贫血（anemia）是指人体外周血红细胞容量减少，低于正常范围下限的一种常见的临床症状。由于红细胞容量测定较复杂，临床中常以血红蛋白（Hb）浓度来代替。我国血液病学家认为在我国海平面地区，成年男性 Hb<120g/L，成年女性（非妊娠）Hb<110g/L，孕妇 Hb<100g/L 就有贫血。

【注意事项】

1. 对于贫血的患者，术前应该咨询血液内科医师评估是否能耐受手术治疗，必要时用药。

2. 对于有镰刀型细胞贫血症的患者在围手术期应避免过度应激，必要时使用镇静及镇痛药物,手术中充分麻醉避免疼痛,从而避免发生镰刀型细胞贫血危象。

3. 对于高铁血红蛋白血症的患者,避免使用阿替卡因及丙胺卡因。

四、白血病

【概述】

白血病(leukemia)是一类造血干细胞恶性克隆性疾病。克隆性白血病细胞因为增殖失控、分化障碍、凋亡受阻等机制在骨髓和其他造血组织中大量增殖累积,并浸润其他非造血组织和器官,同时抑制正常造血功能。

【注意事项】

1. 对于白血病的患者,术前应该咨询血液内科医师确保手术的安全性,对大多数控制情况不佳的白血病患者,手术应安排入院治疗,对于慢性白血病病情稳定患者可考虑门诊治疗。

2. 术中麻醉应尽量避免进行位置较为深在的阻滞麻醉以免形成深部血肿,局部麻醉药物中应加入肾上腺素促进局部血管收缩,从而减少出血。

3. 白血病患者术前应该预防性应用抗生素。

第八节　癫　痫

【概述】

癫痫(epilepsy)是大脑神经元突发性异常放电,导致短暂的大脑功能障碍的一种慢性疾病。

【注意事项】

1. 对于癫痫患者应询问患者发作频率、每次持续时间以及伴发症状,并咨询神经内科医师,评估手术安全性。

2. 围手术期以及术中应营造良好的环境,尽量确保患者在治疗过程中无痛并缩短操作时间,从而尽量降低患者焦虑水平。

3. 对癫痫控制效果不好,或患者焦虑程度较高的患者可考虑入院治疗。

4. 围手术期还应注意患者血糖水平以及是否存在低血糖症状,并及时纠正。

5. 对癫痫控制有效果的患者,局部麻醉药物避免使用阿替卡因。

第九节　妊娠及哺乳期

【概述】

妊娠期(pregnancy)是指受孕后至分娩前的生理时期,自成熟卵受精后至胎儿娩出,一般为 266 天左右。妊娠期全过程共分为 3 个时期:妊娠 13 周末以前称早期妊娠;第 14~27 周末称中期妊娠;第 28 周及其后称晚期妊娠。分娩后称为哺乳期。

【注意事项】

1. 对妊娠期患者,对于择期手术尽量安排在分娩以后。

2. 如果手术不可避免建议咨询产科医师明确相关风险,尽量避免对胎儿有潜在毒性的药物,尽量避免进行放射检查,如果不可避免应采取防护措施。

3. 围手术期以及术中应营造良好的环境,尽量确保患者在治疗过程中无痛并缩短操作时间,从而尽量降低患者焦虑水平,必要时吸氧。

4. 哺乳期妇女进行治疗时应避免使用可进入分泌乳汁的药物,特别是糖皮质激素、氨基糖苷类、四环素类等药物。

第十节　感染性疾病

【概述】

感染性疾病(infections disease)是由于患者体质和抵抗病原体能力较差,而被病原体(如细菌、病毒等)感染,造成机体脏器损伤的疾病。

【注意事项】

1. 在治疗前应该对患者进行详细的病史回顾,对存在血液透析、吸毒、高危性行为以及平时工作接触感染源概率较大的患者应该重点排查。

2. 对感染性疾病患者应安排在最后一个就诊,以避免造成交叉感染,手术中注意职业防护,及时穿戴及更换手套、面罩、帽子等防护装置,手术中避免患者血液、分泌物污染,并避免污染的针头或其他尖锐器械误伤。

3. 收集所有患者用过的一次性物品并妥善处理,用后的器械应彻底消毒。

（潘　剑　王　了）

第四章

口腔颌面部罕见病的诊疗常规

罕见病是指那些发病率极低的疾病,又称"孤儿病"。根据联合国世界卫生组织(WHO)的定义,罕见病为患病人数占总人口 0.65‰~1‰的疾病。世界各国根据自己国家的具体情况,对罕见病的认定标准存在一定的差异。例如,美国将罕见病定义为患病人数少于 20 万人(占总人口比例 <0.75‰)的疾病;欧盟规定罕见病为患病率低于 0.5‰的疾病;日本规定,罕见病为患病人数少于 5 万(占总人口比例 <0.4‰)的疾病。

中国迄今尚未有针对罕见病的明确立法规定,非官方组织中华医学会遗传学分会在 2010 年 5 月上海举办的中国罕见病界定学者讨论会上给出的中国罕见病的医学定义为,中国境内罕见病应为发病率 <1/50 万或刚出生婴儿发病率 <0.1‰的疾病。

第一节　骨组织异常罕见病

一、骨硬化症

【概述】

骨硬化症(osteopetrosis)又称石骨症,是一种以骨密度增高,破骨细胞功能障碍为特点的广泛性骨硬化疾病,由 Albers-Schoberg 在 1904 年首次报道。

【诊断要点】

1. 临床表现

(1)婴幼儿型(恶性型):常在出生后几个月即发病,患儿生长发育迟缓、方颅、眼距宽；由于骨孔狭窄及颅骨生长受限导致视神经萎缩、面瘫、脑积水等。由于骨密质增厚，骨松质致密，髓腔闭锁导致造血功能障碍，患儿出现贫血、肝脾大等。口腔可见乳、恒牙萌出迟缓，出牙不全，牙齿发育畸形，牙根小，牙髓腔封闭，易并发龋坏及根尖感染。拔牙和创伤常可引起颌骨骨髓炎。

（2）成人型（良性型）：多数无自觉症状，神经系统及血液系统受影响较少。常因颌面部拍 X 线片或拔牙后引发的颌骨骨髓炎而被诊断。

2. X 线检查　全身骨骼广泛呈致密样改变，骨小梁结构消失，骨密质与骨松质的界限模糊不清。

3. 实验室检查　婴幼儿型可见贫血甚至全血细胞减少，碱性磷酸酶升高；成人型可有碱性磷酸酶增高。

【鉴别诊断要点】

氟骨症：①有高氟地区生活史或氟化物接触史；②临床表现为骨关节痛，肢体运动障碍或畸形，可伴有氟牙症；③X 线片可见骨硬化，周围软组织钙化；④血、尿氟浓度超标。

【治疗原则及方案】

婴幼儿型预后差，常因感染或再生障碍性贫血而在 20 岁前死亡。

成人型预后较好，应积极预防与治疗龋齿，对症治疗，防止骨折，预防并及时治疗颌骨骨髓炎。

二、溶骨症

【概述】

溶骨症（osteolysis）亦称大块骨质溶解症（massive osteolysis），病因不明。好发于儿童和青春期患者，无明显性别差别，病程较长。

【诊断要点】

1. 临床表现　可发生于全身任何骨骼，颌面部好发于下颌骨，呈慢性进行性骨溶解吸收，病程一般长达数年。早期一般无症状，中后期可见牙齿松动、脱落，咬合紊乱，下颌后缩，甚至病理性骨折。

2. X 线检查　早期可见骨松质吸收，呈现透射影；晚期骨质完全消失。

3. 病理表现　骨质消失，为高度增生的血管及纤维组织替代，伴有弥散性淋巴细胞和浆细胞浸润。

【鉴别诊断要点】

颌骨恶性肿瘤　常可发现明显包块，可伴有神经麻痹、感觉减退或消失，X 线片有时可见骨膜反应或骨质增生。

【治疗原则及方案】

放射治疗、激素治疗、补充钙剂、维生素等均无显著疗效，有时本病可自行终止，可考虑疾病终止后行骨移植术。

三、畸形性骨炎

【概述】

畸形性骨炎（osteitis deformity）亦称 Paget 骨病（Paget's disease of bone），是一种慢性进行性骨代谢异常疾病。白种人较多见，罕见于亚洲和非洲人群。本病多发于老年人，40 岁以下少见，男性：女性约为 2：1。

【诊断要点】

1. 临床表现　早期无症状或表现为剧烈疼痛，颅骨、脊椎骨、盆骨等易受侵犯，10%~15% 可侵犯颌骨，常发生于上颌骨，上颌骨：下颌骨约为 5：1。颅骨受侵可导致头颅周径增大，上颌骨受侵犯可使面中份膨大，导致形成狮面畸形（lion-like deformity），牙槽突对称性膨大，牙间隙增宽。

2. X 线检查　表现为骨质密度减退，骨小梁排列紊乱，颅骨可出现界限清晰的透射区。病变后期可有骨形成，X 线片可见斑点状骨化，呈现棉絮状、团块变化的典型表现。

【鉴别诊断要点】

牙本质 - 骨结构不良　常为局限型病损，大多发生于根尖、颌骨内，较少侵犯颅骨及其他骨骼。

【治疗原则及方案】

内科治疗为主，应用降钙素、双磷酸盐类药物进行治疗，预防病理性骨折或严重畸形。

四、Mecune-Albright 综合征

【概述】

Mecune-Albright 综合征（Mecune-Albright Syndrome），多发性骨纤维异常增殖症（multiple fibrous dysplasia of bone）合并有骨骼系统以外的临床症状，如皮肤色素沉着、性早熟等内分泌系统紊乱的表现，则称为 Mecune-Albright 综

合征。

【诊断要点】

1. 骨骼系统病变及病理性骨折 好发于15岁以下青少年,多见于长骨,亦可侵犯颅骨。表现为无痛性骨肿大,骨骼脱钙,骨弯曲,病理性骨折。侵犯颅骨时表现为骨质增生、致密、隆起。脑神经孔周围骨质增生可引起耳聋或失明。

2. 皮肤弥漫性色素沉着 头颅、脊骶、大腿及臀部大片不规则色素沉着,界限分明,不隆起于皮肤表面。

3. 性早熟 发生于儿童和青年,几乎仅见于女性,10岁以下即出现月经初潮,第二性征发育,骨骺提前闭合,儿童期生长较快,成年期身材矮小。

4. 口腔及颌面部表现 颌骨增大、扩张、不对称,牙齿移位或脱落。

5. X线检查 颌骨可见致密阴影,尤以上颌骨为明显,上颌窦可能消失,上颌结节颊侧骨板膨隆。下颌骨病变可表现为透射性改变,称为囊样型;阻射性改变,包括"橘皮样"型、毛玻璃样型及硬化型;透射及阻射混合型等改变。

6. 病理学检查 病变区域由纤维组织与幼稚的骨小梁构成,纤维组织致密,呈旋涡状、编织状排列;骨小梁形态不规则,排列无方向性,分布均匀,无层板状结构,可见散在成骨细胞。

【鉴别诊断要点】

骨纤维结构不良 多见于青少年,主要发生于胫骨、腓骨,其他部位少见。X线片表现为长骨一侧皮质离心性病变,边界清楚,可有硬化。病理学表现为成熟骨和编织骨可同时存在,骨小梁周围有成排的成骨细胞。

【治疗原则及方案】

内科治疗主要应用降钙素及双磷酸盐,颌面部局限性骨质改变可在青春期后手术矫正。

五、颅骨锁骨发育不全综合征

【概述】

颅骨锁骨发育不全综合征(cleidocranial dysostosis)为常染色体显性遗传病,婴幼儿时期影响到初级骨化中心的骨化障碍,由 Goodman 等于1977年首次报道。

【诊断要点】

临床表现为：

1. 颅骨前囟不闭或晚闭，或有缝间骨。颅顶平坦，前额及枕骨突出。

2. 锁骨完全或者部分缺失，双肩可做不同程度的并拢动作。

3. 脊柱、骨盆、长骨、颞骨等亦可被侵犯，并易引起病理性骨折，身材矮小。

4. 由于上颌骨发育不良，造成腭弓高拱，常有面隐裂或腭裂。下颌发育基本正常，相对上颌前突，反𬌗。乳牙滞留，恒牙迟萌，可伴有牙体组织发育异常。

【治疗原则及方案】

拔除额外牙、阻生牙及滞留乳牙，可行正畸 - 正颌联合治疗矫治反𬌗。

六、成骨不全症

【概述】

成骨不全症（osteogenesis imperfecta）又称脆骨症，是指由于结缔组织紊乱及胶原形成障碍引起的，以骨质脆弱、蓝巩膜、耳聋、关节松弛等为主要表现的先天性遗传性疾病。

【诊断要点】

1. 临床表现

（1）骨脆性增加，骨质疏松，易发骨折：骨折好发于长骨及肋骨，日常活动或轻微损伤即可能引起骨折。骨折大多为青枝骨折，疼痛轻，愈合快，可骨膜下成骨发生错位愈合，造成形态畸形。

（2）蓝巩膜：颜色可自深蓝色至蓝白色，为该病的常见体征。

（3）进行性耳聋：因耳硬化引起传导障碍，也可因听神经受压而表现为神经性耳聋，常在 11~40 岁发病。

（4）关节松弛：韧带、关节松弛，肌张力减弱，关节活动幅度超过正常，可引起关节复发性脱位。

（5）牙发育异常：牙本质发育不全，釉质发育基本正常。乳牙及恒牙均可受累，牙齿颜色可表现为黄棕色或透明的蓝灰色，磨耗明显。

2. X 线检查　骨质密度普遍减低，骨密质变薄，骨小梁变细、消失或模糊不清，排列紊乱。

【鉴别诊断要点】

佝偻病 佝偻病无骨脆易折,无蓝色巩膜,X线检查表现为骨骺软骨增宽、模糊、干骺端到钙化软骨区不规则,分界不清。

【治疗原则及方案】

预防骨折,可使用双磷酸盐、活性维生素D、生长激素、降钙素等进行治疗。

七、软骨发育不全

【概述】

软骨发育不全(achondroplasia)又称胎儿型软骨营养障碍,是一种由于软骨内骨化缺陷导致的先天性软骨发育异常。

【诊断要点】

1. 临床表现

(1)表现为特殊类型的侏儒:短肢型侏儒,出生时即可发现四肢短小,四肢与躯干长度不成比例,该特征随年龄增长更加明显,逐渐形成侏儒畸形。

(2)面部特征为鼻梁塌陷,下颌前突,前额宽大。

(3)中指与环指不能并拢,形成"三叉戟手"。患者小腿弯曲呈弓形,行走慢且表现为滚动步态。

(4)躯干发育、智力及生殖能力基本正常。

2. X线检查 长骨骨干短粗,髓腔变窄,干骺端增宽。椎体厚度减少,脊柱长度基本正常。

【治疗原则及方案】

生长激素治疗对部分病例有效,可通过牵张成骨术等外科技术进行肢体延长。

八、点状骨骺发育不全综合征

【概述】

点状骨骺发育不全综合征(chondrodysplasia punctata)亦称先天性钙化软骨营养不良综合征,Conradi综合征,本病由Conradi于1914年首次报道,为一类罕见的病因不明的常染色体隐性遗传病,典型变化为在原发与继发骨化中心内有局灶性和早期钙质沉着。

【诊断要点】

1. 临床表现 婴儿期发病,视力障碍,生长缓慢;大头或小头畸形,高腭弓、腭裂;鼻骨缺失导致鼻梁扁平,严重鞍鼻;长骨近端缩短,先天性心脏病及先天性白内障,皮肤表现板层状鱼鳞病;并指(趾)畸形,智力缺陷。

2. X线检查 幼年期长骨骺、肋软骨等有多发点状钙化沉着,各种骨骼异常,1~3岁间骨骺钙化逐渐消失。

3. 病理检查 骺软骨的软骨基质内血管形成紊乱,软骨点状黏液变性,钙盐沉积,呈现点状钙化灶,还可合并点状骨化。

【治疗原则及方案】

对症治疗。具有全部症状之患儿一般在1岁内死亡,存活患儿可能有骨骼、眼、精神等缺陷。

第二节 外观异常罕见病

一、Crouzon 综合征

【概述】

先天性尖头并指(趾)综合征,由 Crouzon 于1921年首次报道,为一种特殊类型的头颅狭窄症。常见于男性,出生后发病,为常染色体显性遗传的家族性疾病。

【诊断要点】

1. 临床表现

(1)突眼、上颌骨严重后缩、反𬌗为主要特征。

(2)智力发育低于常人,中度听力受损及进行性视力丧失。

(3)颅骨畸形,呈尖头或三角头畸形,脑积水,严重病例可发生颅内压增高以及癫痫发作。

(4)额骨前突,上颌发育不良,下颌相对突出,前牙反𬌗,高腭弓,常有唇腭裂,上唇短。

2. X线检查 颅骨可见有明显切迹,提示存在慢性颅内压增高。

【治疗原则及方案】

早期手术,行额眶前移术改善头颅畸形,减轻颅内压。青春期后可行 LeFort Ⅲ型截骨术矫治颅颌面畸形。

二、Treacher-Collins 综合征

【概述】

Treacher-Collins 综合征亦称面下颌发育不良征(mandibulofacial dysosteosis),为常染色体显性遗传疾病。出生即发病,病程较长,有家族史。

【诊断要点】

临床表现

1. 双侧睑裂向下倾斜,下睑缘中外 1/3 有切迹,甚至睑板缺失,下睑中 2/3 无睫毛。

2. 颧骨和下颌支、下颌体发育不良,下颌后缩。

3. 外耳畸形如小耳、外耳过低,甚至无耳畸形。

【治疗原则及方案】

对眼眶及颧骨缺损或凹陷,可进行眼眶、颧骨颧弓重建。下颌畸形可在成年后行正颌外科手术矫治。

三、第一鳃弓综合征

【概述】

第一鳃弓综合征是一类罕见的先天性发育异常疾病,与早期胚胎发育有关。

【临床表现】

1. 面横裂,也可表现为大口畸形,一侧口角向同侧耳屏前出现软组织缺损,一般为单侧。

2. 耳畸形 表现为小耳,或者耳软骨发育不良,以及附耳等赘生物发生,严重者可由于外耳道闭锁导致传导性耳聋。

3. 颌骨发育不良 常为单侧,表现为偏颌畸形,咬合紊乱,张口受限。

4. 眼部病变 包括眼睑下垂、上睑缺失等。

【治疗原则及方案】

保持呼吸道通畅,早期行面裂及唇腭裂手术,青春期后行正颌手术矫治颌面部畸形。外耳重建,恢复听力。

四、Aarskog 综合征

【概述】

颜面 - 手指 - 生殖器综合征,本征在 1970 年由 Aarskog 描述,其特点为颜面异常,身材短小,生殖器畸形。

【诊断要点】

1. 颜面异常 圆脸,前额增宽,可伴有唇裂、腭裂。眼眶增宽,上睑下垂,鼻孔上翘,人中增长。

2. 身材短小 身高一般不超过 160cm,手足变小,第 5 指变短。

3. 生殖器畸形 阴囊呈皱裂状或披肩样包绕于阴茎根部,生育力降低。

【治疗原则及方案】

可对症行整形手术治疗。

五、Kabuki 综合征

【概述】

Kabuki 综合征(Kabuki Syndrome)亦称歌舞伎面谱综合征,化妆综合征。主要表现为特殊面容、骨骼发育障碍、皮纹异常、轻中度智力发育迟缓、身材短小等症状。平均发病年龄 6.4 岁,男性略多于女性。

【诊断要点】

1. 特殊面容 眼睑细长,下眼睑外 1/3 外翻;弓形眉,短鼻梁,鼻尖塌陷,耳廓大。可伴有唇腭裂、牙发育异常等畸形。

2. 骨骼异常 包括脊柱裂、蝴蝶椎、椎间隙狭窄、第五指(趾)并指等。

3. 皮纹异常 指纹三角缺失,鱼际下纹理增多。

4. 轻、中度智力发育落后。

5. 生长发育落后。

【治疗原则及方案】

可对症行手术治疗,对于自身免疫功能异常的患者,应积极预防感染。

第三节　肿瘤性罕见病

一、婴儿黑色素神经外胚瘤

【概述】

婴儿黑色素神经外胚瘤（melanotic neuroectodermal tumor of infancy）为一种罕见的原始神经嵴来源的肿瘤。

【诊断要点】

1. 临床表现

（1）本病病程短，无明显性别差异，患者多为1岁以内婴儿，尤其以6个月以内多见。

（2）好发于上颌骨前部，向口腔前庭呈膨胀生长，可导致面部变形，受累牙亦可松动。

（3）多为无痛性包块，呈球状或分叶状、不溃烂、质硬，呈黑色。

2. X线检查　病变区域常显示为高密度占位的包块影响，内部密度不均，时有散在钙化点，偶有成骨影像。包块边缘常有骨质膨隆、增厚，偶有溶骨性破坏，与周围组织分界不清。

【鉴别诊断要点】

恶性黑色素瘤　多见于中老年人，罕见于婴儿。肿瘤生长迅速，呈浸润性、放射状生长，骨组织破坏明显。

【治疗原则及方案】

手术切除为主，可采取配合化疗、放疗的综合性治疗。

二、朗格汉斯细胞病

【概述】

朗格汉斯细胞病（Langerhans cells disease）亦称朗格汉斯细胞肉芽肿（Langerhans cell granuloma），该病为原发于骨组织的非肿瘤性疾病，但由于其临床表现及可致死性，常被看成类肿瘤疾病。

【诊断要点】

多发于婴幼儿及青年人。

1. 急性播散型　亦称勒 - 雪病（Letter-Siwe disease），多见于 2 岁以下，为全身播散型，主要侵犯皮肤、内脏和骨髓。进展快，起病急，早期有发热，皮下出血，肝脾大，进行性贫血，预后极差，可在数月内死亡。

2. 慢性播散型　亦称汉 - 许 - 克病（Hand-Schiller-Christian disease），多见于 2~4 岁，亦可侵犯骨、皮肤及内脏，病程较缓慢。多因颅骨肿块、牙齿松动就诊，可伴发热、贫血、多尿，预后较差。

3. 局限型　亦称骨嗜酸性肉芽肿（eosinophilic granuloma of bone）多见于儿童及青年人，发病缓慢，可单发亦可多发，以颅骨、下颌骨、肋骨多见。局部肿胀压痛，血常规检查可有嗜酸性粒细胞增多。X 线片显示局限性骨质破坏，呈圆形或卵圆形，边缘清楚，无死骨形成。

【治疗原则及方案】

对骨嗜酸性肉芽肿以局部手术刮治辅以低剂量放疗为主，多发性骨嗜酸性肉芽肿还可辅以化疗。

勒 - 雪病及汉 - 许 - 克病应以综合化疗为主，必要时辅以局部放疗，疗效较差，仅起缓解病情的作用。

三、浆细胞肉瘤

【概述】

浆细胞肉瘤（plasma cell sarcoma）又称骨髓瘤（myeloma），或多发性骨髓瘤（multiple myeloma），来源于骨髓内浆细胞。

【诊断要点】

1. 浆细胞肉瘤分为单发性与多发性，发生于骨外软组织者称为髓外浆细胞瘤（extramedullary plasmacytoma）。

单发性浆细胞瘤常见于成年人，平均发病年龄 55 岁，男女比例 3∶1，多侵犯椎体。髓外浆细胞瘤发生于头颈部者多位于扁桃体、上颌窦及腮腺区。表现为疼痛或边界清楚的软组织肿块。

多发性浆细胞瘤多发于老年人，发病年龄平均 70 岁，40 岁以前罕见，男女比例 2∶1，多发于扁骨及颅颌面骨，可继发白血病、骨质破坏、软组织淀粉样变。

2. X 线检查　可见受累骨有多个大小不等的圆形溶骨性凿孔状缺损，边界清楚，无骨膜反应。

【治疗原则及方案】

单发性浆细胞肉瘤采用手术切除辅以放化疗,预后较好,有的病例可发展为多发性浆细胞肉瘤。

多发性浆细胞肉瘤采取以化疗为主的综合治疗,预后很差。

四、中线致死性肉芽肿

【概述】

中线致死性肉芽肿(midline lethal granuloma)为一种临床罕见的口腔颌面部恶性肉芽肿。

【诊断要点】

1. 多见于青壮年,男性多见。

2. 好发于鼻腔、软硬腭、鼻咽部、上唇、牙龈等部位。

3. 受侵犯部位的软硬组织迅速出现糜烂溃疡,广泛坏死脱落;继而可破坏穿孔,常伴有面部肿胀、恶臭及感染。

4. 晚期可发生淋巴结转移及远处转移。

【鉴别诊断要点】

梅毒性溃疡 梅毒性溃疡边缘较规整,涂片检查可见梅毒螺旋体,血清学检查阳性,一般有性病史或家族史,发病缓慢,病程较长。

【治疗原则及方案】

放疗敏感,可同时配合激素治疗,常用化疗药物效果不理想,近年发现环己亚硝脲(CCNU)治疗效率高,但对骨髓毒性较大。

总体来讲,该病预后很差,患者多在短期内死于全身衰竭,近年来综合治疗疗效有所提高,生命可有所延长。

五、中央性颌骨癌

【概述】

中央性颌骨癌(central carcinoma of jaw)亦称原发性颌骨内癌(primary intraosseous carcinoma),为口腔颌面部极为罕见的颌骨原发性恶性肿瘤。骨组织本身不含上皮,可能来源于残余牙源性上皮或者唾液腺上皮。

【诊断要点】

1. 临床表现

(1)发病年龄以50~60岁最多见,男性稍多于女性。

（2）好发于下颌磨牙区,很少发生于上颌。

（3）患者早期无明显自觉症状,后期可出现牙痛、局部疼痛,进而侵犯下牙槽神经,出现下唇麻木。肿瘤自骨松质向骨密质浸润,突破骨密质后可在颌骨的颊侧或舌侧出现包块,或侵犯牙槽骨后出现牙齿松动、脱落。也可沿下牙槽神经生长,甚至超越中线至对侧下颌骨。晚期可浸润皮肤,影响咀嚼肌甚至引起张口受限。

（4）中央性颌骨癌易发生区域性淋巴结转移,也可发生远处转移。

2. X 线检查　X 线片特征可分为两类,一类为骨质溶解性破坏,边缘不规则,骨密质完整性被破坏,呈现类似骨髓炎或骨肉瘤的表现;另一类呈囊性病变,可为单房暗影或多房性暗影,易被误诊为颌骨囊肿或颌骨囊性肿瘤。

【鉴别诊断要点】

1. 颌骨骨髓炎　骨髓炎多有炎症病史,反复肿胀,X 线检查可有骨膜反应,除骨质破坏外,可能有增生修复的表现。

2. 颌骨囊肿或囊性肿瘤　中央性颌骨癌亦可来自颌骨肿瘤恶变,则兼有囊肿或囊性肿瘤的临床及影像学表现,需通过病理诊断确诊。

3. 颌骨转移性癌　转移性癌也可以侵犯下颌骨磨牙区,通过全身检查,发现原发癌,结合病理检查确诊。

【治疗原则及方案】

手术治疗为主要方法,根据该病沿神经管道扩散的特点,切除范围应更加广泛。单侧病变行半侧下颌骨切除;如邻近或超越中线,根据病变特点于对侧颏孔或下颌孔处截骨甚至行全下颌骨切除术。鉴于本病有 50% 淋巴结转移率,应同期行选择性根治性颈淋巴结清扫术。术前术后可配合化疗,预防远处转移。

六、良性对称性脂肪瘤病

【概述】

良性对称性脂肪瘤病（benign symmetrical lipomatosis）亦称马德龙病（Madelung's Disease）是一种罕见的疾病,以异常脂肪组织在颈项部、下颌下、腮腺区、胸背部等部位慢性堆积为特点。该病主要发生在地中海地区,近年国内也时有个案报道,患者主要为中青年男性,该病患者 95% 有超过 10 年酗酒史或长期服用蛋白酶抑制剂等病史。

【诊断要点】

1. 临床表现

（1）表现为颈部、下颌下、腮腺区、肩背部及锁骨上窝等部位对称性、弥漫性膨隆包块。

（2）表皮色泽正常，包块质软，结节状，无压痛，边界不清，活动度稍差。

（3）包块较大时可伴有呼吸困难、吞咽不适、转颈、偏头困难及肢体麻木、刺痛等神经压迫症状。

2. CT 扫描　表现为均一密度的脂肪组织低密度影像，其内可见大量条索状或网状高密度影。

【治疗原则及方案】

一般治疗为戒酒戒烟、饮食控制。如出现呼吸困难或神经压迫症状，应开放性切除。对于病变范围较大的患者，为减少术中出血过多及神经损伤等并发症，可考虑分次手术。

七、着色性干皮病

【概述】

着色性干皮病（xeroderma pigmentosum）是一种常染色体隐性遗传的罕见疾病，癌变率高，可认为是皮肤癌的癌前病变，于 1870 年由 Kaposi 首次报道。

【诊断要点】

临床表现

1. 一般在 6 个月 ~3 岁开始发病，大多数患者 20 岁之前即进入肿瘤高发期，患者多有家族史。

2. 病变位于日光暴露部位，如面颈部、前臂等部位，常为多发性。

3. 进行性增多的不规则雀斑样色素沉着，或色素痣、疣或乳头状增生，有时伴有脱色素斑块。

4. 皮肤可见毛细血管扩张，皮肤干燥、粗糙、萎缩或瘢痕形成。

5. 较小年龄即可能出现日光角化病，角化棘皮瘤等多种皮肤恶性肿瘤。

6. 可并发眼部疾病，如眼睑萎缩、外翻或内卷，畏光，角膜炎；晚期甚至可见眼球萎缩。

7. 部分患者可伴有智力低下、痉挛性麻痹、末梢神经障碍或者性功能障碍等。

【治疗原则及方案】

预防为主,避免日光紫外线直接照射,应用抗氧化剂和皮肤遮光剂,佩戴防护眼镜。如发生皮肤癌变,按照皮肤癌治疗原则进行处理。

（张晓辉　潘　剑）

参考文献

1. 邱蔚六. 口腔颌面外科学. 第 6 版. 北京：人民卫生出版社，2008.
2. Michael Miloro. Peterson 口腔颌面外科学. 第 2 版. 北京：人民卫生出版社，2011.
3. 高柏钊. 超声引导下穿刺活检对小肝癌早期诊断的应用价值. 长春：吉林大学，2007.
4. 张志愿. 口腔颌面外科学. 第 7 版. 北京：人民卫生出版社，2012.
5. 于世凤. 口腔组织病理学. 第 7 版. 北京：人民卫生出版社，2012.
6. 温玉明. 口腔颌面部肿瘤学——现代理论与临床实践. 北京：人民卫生出版社，2004.
7. 钟鸣，王洁. 口腔医学　口腔病理科分册. 北京：人民卫生出版社，2016.
8. 孙正. 口腔科诊疗常规. 北京：中国医药科技出版社，2012.
9. 王志军. 美容外科学. 北京：人民卫生出版社，2012.
10. 杨彦昌. 口腔疾病鉴别诊断学. 北京：军事医学科学出版社，2004.
11. 冯崇锦. 口腔科学疾病诊断与治疗方案. 北京：科学技术文献出版社，2010.
12. 王小琴，马宇峰. 牙病的现代诊断与治疗. 北京：中国医药科技出版社，2001.
13. 梁新华，毛祖彝. 口腔物理治疗学. 成都：四川大学出版社，2013.
14. 周曾同. 口腔黏膜病学. 北京：人民卫生出版社，2010.
15. 皮昕，李春芳. 口腔生理解剖学. 北京：人民卫生出版社，2010.
16. 邱蔚六. 口腔颌面外科理论及实践. 北京：人民卫生出版社，1998.
17. 王翰章. 王翰章口腔颌面外科手术学. 北京：科学技术文献出版社，2009.
18. 胡开进. 牙及牙槽外科学. 北京：人民卫生出版社，2016.